拾医

跟我到县医院查房

梁金锐 ◎ 著

科学技术文献出版社
SCIENTIFIC AND TECHNICAL DOCUMENTATION PRESS

·北京·

图书在版编目（CIP）数据

拾医：跟我到县医院查房/梁金锐著．—北京：科学技术文献出版社，2019.7

ISBN 978-7-5189-5311-0

Ⅰ.①拾… Ⅱ.①梁… Ⅲ.①心脏血管疾病—诊疗 Ⅳ.①R54

中国版本图书馆 CIP 数据核字（2019）第 046504 号

拾医——跟我到县医院查房

策划编辑:王梦莹 责任编辑:胡 丹 王梦莹 责任校对:张吲哚 责任出版:张志平

出 版 者	科学技术文献出版社	
地　　址	北京市复兴路 15 号　邮编 100038	
编 务 部	（010）58882938，58882087（传真）	
发 行 部	（010）58882868，58882870（传真）	
邮 购 部	（010）58882873	
官方网址	www. stdp. com. cn	
发 行 者	科学技术文献出版社发行　全国各地新华书店经销	
印 刷 者	北京地大彩印有限公司	
版　　次	2019 年 7 月第 1 版　2019 年 7 月第 1 次印刷	
开　　本	880×1230　1/32	
字　　数	200 千	
印　　张	10. 5	
书　　号	ISBN 978-7-5189-5311-0	
定　　价	98. 00 元	

∽ 作者简介 ∽

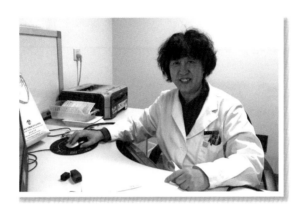

梁金锐，内科心血管专业，主任医师，教授，博士，硕士研究生导师。现供职于首都医科大学附属北京友谊医院心血管中心，兼任内科教学常务副主任。

从事心血管临床工作多年，擅长高血压、冠心病、心脏瓣膜病，以及心力衰竭等心血管疾病的诊断和治疗。专长于心律失常的诊断和治疗，曾从事心动过速射频消融治疗及心脏起搏器的植入。

曾参加多项国际药物临床研究合作项目及国家级新药的临床疗效观察。其中"实验性心肌梗死室性心律失常与碎裂电位的研究"获北京市科学技术进步奖三等奖；"折返性室性心动过速的实验与临床研究"获北京市卫生局科技成果奖二等奖。

近年来一直从事临床教学工作，承担首都医科大学本、专科与研究生的临床教学工作，积极探索、学习新的教学模式，从课程整合到各级医师的医德教育、医患沟通、技能培训、考核、备课、竞赛都倾注了热情和努力，负责多项教学课题，发表过数篇教学文章。

2001年起参与国家医学考试中心执业医师的临床实践技能考试的出题及巡考工作。2011年开始参与北京市内科住院医基地的评审，以及负责一阶段临床考核部分工作。

现任北京市住院医师规范化培训内科专业委员会委员，北京医师协会全科医师专家委员会委员，国家医学考试中心医师资格考试试题开发专家委员会委员，北京市劳动能力鉴定委员会医疗卫生专家库成员、北京市评标专家。

∽ 序 一 ∾

　　1965 年 6 月 26 日，毛泽东提出要把"医疗卫生工作的重点放到农村去"。在这一指示的感召之下，部分大城市的医务人员下放到农村和基层，建立了比较完善的农村合作医疗体系，解决了广大农村和基层百姓的医疗就诊和预防免疫等困难，使人民群众的健康状况得以明显改善。

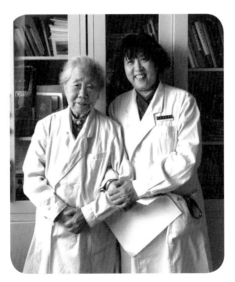

与顾复生教授合影

　　新时代的医疗保健制度如火如荼地进行着，目前国家新的医保制度不断在完善，全国已经有 90% 以上的人口可以享受到按比例报销的政策红利。于此同时对基层的医疗水平也提出了更高的要求。梁金锐医生借助到基层帮扶的机会将她的感受和经历记录下来，可以使我们对基层的医疗现状有所了解，特别是她为基层医生所做的教学查房，规范实用，传承了对临床医生基本功严格要求的理念，是一本有趣味、耐反复阅读的好书。

2019 年 3 月 3 日于北京

序 二

本书的作者梁金锐教授是首都医科大学附属北京友谊医院心内科主任医师兼任内科教学常务副主任，在从事医疗和科研工作的同时，多年来负责临床教学工作。她在深入基层进行帮扶的过程中，进行了县医院现状的调查研究，同时又开展了教学查房示范，并将有关的资料整理成文，对心血管领域中的常见病和多发病进行了比较全面的介绍。结合文献对典型病例进行了讲解，帮助基层医生从现象认识到本质。结合指南、专家共识对相关疾病的定义、病史采集与重点体检、必要的辅助检查判读及其意义、诊断、鉴别诊断、如何治疗、出院指导及防治策略提出详实的临床思路。同时结合病因、病理、生理、药理及临床相关的知识，以提问的方式进行讨论，使读者有所收获。本文也是临床科普著作，有助于基层医生强化规范诊疗观念，指导他们对疾病深入的认识和如何正确处理，也有利于医务人员不忘初心、勇于担当、服务患者、不忘职责的职业训练。

由于梁金锐教授深入到不同地区，因此对当地的地理、历史、人文、风土人情、美食也一一进行了介绍，将教学活动赋予生活的情趣，在获取医学知识的同时感受各地的特色，犹如一组荤素搭配合理、色彩斑斓美观的套餐呈现给读者。

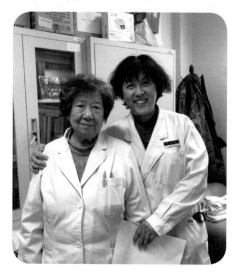

与沈潞华导师合影

2019 年 3 月 3 日于北京

前 言

　　牛顿曾说过："我不知道在别人看来，我是什么样的人；但在我自己看来，我不过就像是一个在海滨玩耍的小孩，为不时发现比寻常更为光滑的一块卵石或比寻常更为美丽的一片贝壳而沾沾自喜，而对于展现在我面前的浩瀚的真理的海洋，却全然没有发现"。有谁不会每每为一片感秋而谢的落叶而伤叹、为气喘吁吁地攀上绝壁而惊喜、为饕餮一餐美食而近痴狂、为流浪的猫猫狗狗寒痛心伤？我们陶醉于大自然的壮美，深醉在色、香、味俱全的餐桌，但是健康、治病却是人生中的最大烦恼和障碍。

　　多年来，我一次又一次的作为"医学专家"参加"走基层""扶贫送药下乡"的各种活动，涉足了西藏自治区、青海、甘肃等地，深切地感受到了中国地域之差、文化之差、贫富之差，除了让我沉浸在这山川锦绣、文化渊源之外，更多地体会到医疗环境、资源的差别之大，尤其是众多的县医院，它们承载着最多的患者群体，但是医疗设备落后、医疗理念陈旧，甚至很多当地医生从毕业分配到县医院工作就没有机会接受进一步的培训，难免诊疗有失规范化。每到一地就有一股难以遏制的冲动要写点什么，记录这些难忘的经历，更愿意将我经历和经验分

1

享给这些正在基层"寻觅""奋斗"的同道们，用绵薄之力为他们做点什么，才能感到欣慰和快乐。

开笔很难，一来日常工作繁忙，二来总想不出起点在哪儿。直到这一天——有幸跟着"专家下基层"的活动来到江西赣州寻乌县，参观了1931年毛泽东主席在此做"调查报告"的老屋，猛然顿悟！"没有调查就没有发言权"，在我下"基层医疗单位"的时候，所到之处与当地的医生、主任、院长深谈浅聊，自认也算有了许多"调查"，甚至"亲身经历的实践、实施"，何不将这些体会记录下来，分享给那些热爱生命的人，乐于施救生命的人，没空闲享受生活的人，尤其是——写给那些我挚爱的基层医生们……

通篇的内容也想了又想，仅仅写出几个病例讨论或者教学查房不免单调乏味，那么加上美景、美食好了，我不知道最后这锅"乱炖"的味道会如何，但是有一点可以肯定，这里边融入着我的激情、体验和感受。

"如果说我比别人看得更远些，那是因为我站在了巨人的肩上"。

感谢我的导师顾复生教授、沈潞华教授和杨世豪主任，他们都是医德高尚、诲人不倦的楷模，毫无保留地传授临床经验给我，几乎是手把手地指导我做各项操作，虽然现在他们都已过80高龄，仍然坚持每日查房、检查病历、出门诊，我也有义务和责任像他们那样将我30多年的临床经验传授给更年轻的基层医生们。

我所任职的首都医科大学附属北京友谊医院建院历史不长，但起点很高，20世纪50年代跟着新生的共和国脚步，在前苏联专家的帮助下组建起的综合性医院，大多数医护人员来自于同时代的协和、北医、同济等知名医院，都是当年的精英、佼佼者和归来报效祖国的海外华侨，直至今日一直传承着"仁爱博精"，医疗、科研和教学并进理念。

30多年来我一直埋头于工作在内科、心内科临床一线。作为三级甲等综合医院，除了日常的诊疗，教学一直是必不可少的内容，很多时候要与年轻的实习医生和来自基层的进修医生一同工作，带领他们查房、讨论病例，从而积累了丰富的诊病经验和带教经验，尤其是近年来在医院负责本院的住院医师规范化培训，对于教学的这份情爱持续炙热。

"终生做一名白衣战士"的毕业誓词依旧回响在耳边。在2016年的教师节庆祝表彰大会上，整整低我23届的小小学妹在台上发言："白大衣就像背上的翅膀让我们成为天使……"从"战士"到"天使"对她们是青春的梦想，对我却是从业30余年来的每一次"夜班"，每一个"案例"，每一回"抢救"，每一轮"换岗"。第一次在急诊室单独值班的"焦惧"，第一次主任查房时汇报病例的"忐忑"，第一次拿着穿刺针为患者抽积液的"茫然"，第一次站在讲台上授课时的"惶恐"，我知道从一名实习医生到老道的"医学专家"的路途有多么遥远、曲折……

感谢我的家人，做了一名勤奋的"医者"就不可能有充裕的时间和精力去呵护自己的家人，我的女儿从小就没有"粘妈妈"的机会。我的妈妈也是名医生，她先是在大医院工作，后来又去基层工作，深深地体会到基层医生提高临床技能的必要性。她老人家的谆谆告诫和时时提醒，不厌其烦的絮絮叨叨影响了我的观念，指引我一步一步地迈向了成熟。每位家人都各自从多个角度体谅我、关怀我、鼓励我、支持我，让我爱上"医生兼讲者"这份职业。2003年我国出现"非典"的时候，我作为第一支奔赴"定点医院"的医疗队队长，亲临"前线"的时候也是女儿中考的关键时刻；2008年驻扎"奥运水立方"和2009年天安门阅兵观礼台上的保健医生，都是说走就走的职责，感激之情是源于内心的，有这样的机会在纸面上留下这些记忆，感谢他们对我的无限理解与包容……

梁金锐

目 录

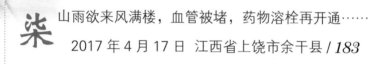

壹

心脏跳动慢，植入个小机器
帮帮忙……

2016 年 4 月 10 日
甘肃省临夏回族自治州

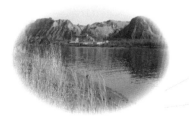

临夏回族自治州，位于甘肃省西南部，从地图上看，有人说甘肃省的外形像一只蝎子，那么临夏州恰好是"蝎子"的一块大腿肌肉。单独看临夏的外形，更像一只抱着小绵羊的老绵羊，它是连接甘肃省、青海省、西藏自治区的交通要道，自古商贾云集，是汉藏贸易的枢纽和商品流通集散地。临夏市人口不足 30 万，是州政府所在地，就是我此行的目的地。

第一次听到"绚丽甘肃"这个词，当时心里难免有点费解，在我有限的经济学认识当中，也知道甘肃省并非是发达地区，查询了 2015 年数据，甘肃省生产总值（GDP）为 6790.32 亿元，全省人均 GDP 为 26 209.56 元，低于全国平均水平，我要去的临夏州人均 GDP 最低，为 1762.23 美元。出行之前已经被客气的"提示过"："那里的条件很差，您将要会受累了……"

从北京到兰州可以乘坐飞机，但到临夏州必须坐长途汽车，与其颠簸在枯燥的高速公路上，还不如绕行一下，去膜拜一下中国首座赫赫有名的百万千瓦级大型水电工程——刘家峡水电站。

初春时节，万物复苏，但这里大地返青的步履比起沿海地区和南方还是慢上半拍，树枝刚刚吐出翠绿的嫩芽，枯黄的芦苇于春风中舞姿婆娑……

汽车蜿蜒着与黄河干流伴行，河水水流平缓清澈，河对岸的山峦应该是属于丹霞地貌，五彩婀娜（图 1.1）。我们行驶于峡谷之间，可见四周万物和谐相处，草木顺应着季节交替的节奏，或绿或黄或红或黑，各种鸟儿或动或静或飞或停。

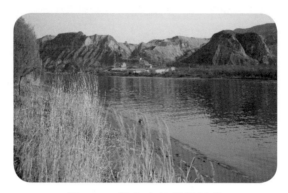

图 1.1　甘肃省的丹霞地貌

有水必有桥，身姿优雅的斜拉桥一步横跨两岸（图 1.2），天堑变通途。黄河水在这里是清澈的，宽阔的河面倒映出桥上的路灯一晃一闪。

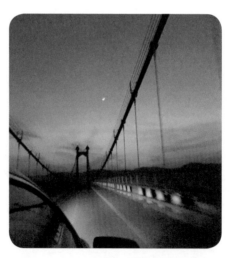

图 1.2　连接黄河两岸的斜拉桥

从兰州机场到临夏州人民医院路程约 150km，国道的路况也非常好，几乎看不见大型卡车穿梭。沿途路过的村寨大都是简朴的一层民房，偶尔有修建成度假村模样的建筑和休闲栈道，但因为天气依旧寒冷，还没有游人的身影。

大约开出 1 个小时，我们抵达了刘家峡水库。远远地望过去，水库大坝（图 1.3）呈半圆形，100 多米高的灰色混凝土大坝将一池碧水稳稳地揽在怀中，涧流在上、平湖居中、水库托底，为高山峡谷涂抹上重彩浓妆！

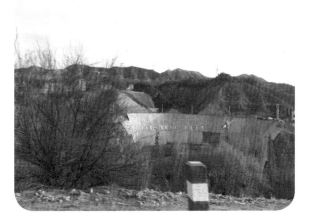

图 1.3　刘家峡水库大坝

由于抵达的时间临近傍晚，四野空旷，落日余晖中好不容易找到当地的一位老乡，蹭个小艇飞驰于水面小小一圈。老乡说，要是赶上旅游季节，可以将船开进深处好几个小时，里面有支支叉叉的溪流汇合，有凸凸凹凹的绝壁嶙峋，有平平缓缓的浅滩泊地，有密密麻麻的荆棘弯路，号称是"黄河三峡"。

美景虽然未得领略，但是这位小老乡对刘家峡水电站的赞誉确实令人自豪和鼓舞！他的父辈们就是当年的水库建造者，有浓浓的感情融入之中。

刘家峡水库完全是我国自行设计、自行施工的宏伟工程，始建于 1958 年 9 月，民众意气豪迈，四方人马汇聚，各路英豪献力，肩挑人扛，场面难忘的壮观。好事多磨，随后的几年被迫停工。1964 年中国经济刚有复苏，水库的建设就马上复工。1969 年 3 月第一台具有 22.5 万千瓦发电能力的机组投入运行，到 1975 年 2 月已经达到年发电量 57 亿度，超过解放初期全国 1 年的总发电能力。

目前水库除了具有发电能力，还兼有防洪、灌溉、防凌、养殖等功能。水库的上游别有洞天，是胜似"三峡"的避暑休闲旅游胜地；水库的下游养育了湿地、湖泊、鱼塘，良田万亩，湖水荡漾。临别前，老乡热情地邀请我以后有机会一定来这里住上几天，好好地感受一下这里的人杰地灵。

黑夜中驶入临夏地界，这里没有大城市夜的喧嚣。举头望天空，繁星似锦，弯月如钩，似乎走出了地球的边缘，恍惚间还能生出点点想家的感觉。

寻得一家不大的街边餐馆，一迈进餐馆的大门，扑面而来的烤羊肉包子和馅饼的味道就使饥饿的肚肠咕咕地叫出了声，就着"考究"的盖碗茶，真真地感觉到了"回族"自治州的特色。

店主人热情地嘘寒问暖，端出来的草莓是"纯天然"生长的，干净纯朴。推荐给我的特色菜是"炒夹沙"（图1.4），没露面之前我猜想应该是道甜品，就是我吃过的那种豆沙包用融化后的白糖裹一裹，说不定还能拔丝？但菜上桌后大悟，却原来是双层的面皮中间夹上羊肉馅，切成拇指大小后油炸塑形，再与黑木耳、青椒同炒，就这工序的烦琐程度，给个这么浪漫的名字，真可拍案叫绝！菜品的味道不负期待，面皮夹脆爽，夹在中间的羊肉味纯香，汁液鲜美，据说是沾了"临夏羊肉美天下"的光。

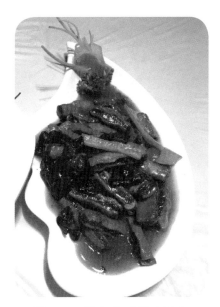

图1.4 特色菜"炒夹沙"

临夏州人民医院始建于1952年，于1956年更名为临夏回族自治州人民医院。作为临夏州最大规模的三级综合公立医院，承担着全自治州近200万人口的医疗救治工作，患者从四面八方来医院就诊，他们之中除了回族，还有很多藏族同胞。

医院的大楼真可谓是拔地而起，与周边建筑相比是高了很多，你想照张相都好吃力，走出好远镜框中要么只有顶要么只有底，全景只能倾斜着，让人看着有点眼晕（图 1.5）。

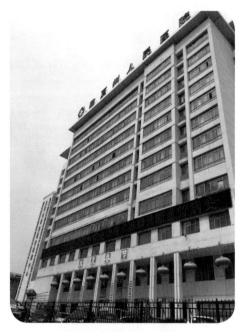

图 1.5　临夏州人民医院

医院周边的小贩吸引着孩子的目光，宠物小乌龟被挂在线上售卖，我也是第一次见过这种创意。

1995 年临夏州人民医院划分出心血管内科，是临夏州卫生系统的重点学科，并建立了 CCU 病房（冠心病监护病房）。实际开放床位数 72 张，病房看起来还算宽大，即使是春季农忙之时，患者也是住得满满的。

科室现有医护人员 30 人，正高级职称 2 人，副高级职称 3 人，中级职称 3 人，初级职称 22 人，近年陆续有 3 名心内科硕士研究生来科里工作。科室负责人闵主任就是临夏州漠泥沟乡人，这位东乡族的骄子 1984 年毕业于西北民族大学医学院，目前已经是临夏回族自治州人民医院副院长，中华医学会心血管病学学会甘肃分会常委，2014 年成为享受国务院特殊津贴专家。

心内科的医疗设备在此偏远地区还是相当的完备，拥有中央监护系统、运动平板心电图、多导电生理仪、射频消融仪、食道调搏仪、12 导联 24 小时动态心电图和 24 小时动态血压监护仪、主动脉内球囊反搏泵，以及附设导管室，拥有大型飞利浦 PD-20 C 臂血管造影机、全数字化心脏彩超机等大型国内先进医疗设备。

自 1995 年医院率先在临夏地区开展了"急性 ST 段抬高型心肌梗死"的静脉溶栓治疗。1998 年首次为"心动过缓"患者植入永久性心脏起搏器。

闵主任所带领的团队一直就没有慢下学习的脚步，1992 年至 1994 年他自己到上海医科大学心脏病研究所学习，2000 年至 2001 年又在北京大学第一医院心内科学习。2005 年以后通过在上海交通大学第一医院和兰州大学第一医院学习心导管技术以后，于 2011 年开始独立开展冠状动脉造影术，并不断增加支架植入、先天性心脏病动脉导管未闭、房间隔缺损、室间隔缺损介入封堵术、心律失常室上速、室速、房颤射频消融

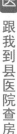

术和自动心脏复律除颤器（ICD）植入术。目前他们科已经有3名医师取得了国家卫生部心血管疾病介入诊疗培训基地培训后的介入资质证书。

2014年急性心肌梗死绿色通道的开通，为当地"急性心肌梗死"患者带来福音。他们不但强化提高医疗技术，还将心内科建设成了集医疗、教学、科研为一体的甘肃西南部心血管专科培训基地，为周边地区培养心血管专科医师、心血管介入专科医师、心脏超声和心电图专业医护人员。

进入病房，医生们都早早地看过自己主管的患者等候在那里，他们说这些年来医院特别重视业务学习，也经常有其他省市的专家来"义诊""帮扶"和"查房"。

闵主任介绍他们曾经与英国牛津大学和中国医学科学院阜外心血管病医院协作，参与过国际协作医学科研项目《中国第二次急性心肌梗死注册研究（COMMIT/CCS-2）》并获得国家科技进步二等奖。他们还承担了省级国家社会发展科研项目，即对东乡族人群高血压病进行了大样本流行病学调查、基因多态性分析、生活方式和药物干预研究，该防治措施推广后使该人群高血压患病率从27.3%下降至14.6%，该研究成果填补了国内相关数据的空白状态，获得临夏州科技进步奖二等奖。

有闵主任这样奋进不止的学术带头人，科室里面的学术气氛非常好，护士站和医生办公室的墙上贴满了各种疾病宣教图和诊疗流程图。我来之前就已经安排全体医护人员做好了教学查房的准备。

教学查房病历简介

教学查房的患者是一位 64 岁男性，农民。主管医生做了如下的汇报。老年男性，中等体型，高血压病史 10 余年。患者于入院前 5 天无明显诱因出现间断头晕，伴恶心。与呼吸及体位无明确关系。每天发作 5~6 次，休息以后可以缓解。无呕吐、意识丧失，无腹痛、腹泻。无发热、咳嗽、咳痰、咯血等症状，为进一步诊治来医院就诊，门诊大夫给他做了心电图，心电图提示心动过缓，患者自发病以来，食欲可，睡眠良好，大小便正常，体重无减轻。

【查房的目的】>>>>>>

1. 掌握高血压的危害。

2. 掌握缓慢性心律失常的病因和诊断。

3. 熟悉缓慢性心律失常的心电图判读。

4. 熟悉缓慢性心律失常的治疗原则。

5. 了解缓慢性心律失常患者的心脏起搏器植入方法和适应证。

【需要补充的病史】>>>>>>

以上报告的病史中有两点需要特别注意补充询问：一是高血压；二是头晕。

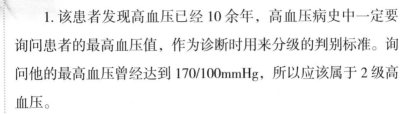

1. 该患者发现高血压已经 10 余年，高血压病史中一定要询问患者的最高血压值，作为诊断时用来分级的判别标准。询问他的最高血压曾经达到 170/100mmHg，所以应该属于 2 级高血压。

高血压的危险分层是根据 3 个方面划分：①心血管疾病的危险因素：男性大于 55 岁；吸烟 30 年，20 支 / 日；否认糖尿病；未检测过血脂；无早发心血管病家族史；②靶器官损害：追问患者从未做过心脏、脑、肾、外周血管及眼底等相关检查；③伴发的心脏、脑、肾和外周血管疾病：患者 3 年前被诊断过"脑梗死"，现无胸痛、劳累后气短，无间歇性跛行。

高血压的治疗经过也应该详细询问，包括在哪儿就诊过，服用什么药物及相应的剂量，该患者没有很好地服药和随诊。

2. 目前患者的另外一个主诉症状是"头晕"，对"头晕"的问诊不够详实。在病史采集时应该具体询问头晕是旋转还是摇晃，持续多长时间，加重或缓解的方式，特别要问到头晕时是否测量过血压，头晕与血压的关系如何。

实际上在问到伴随症状时就是在做相应的鉴别诊断。如是否伴有胸闷、心悸，除外心源性病因；是否伴有耳鸣、听力下降，关注耳源性病因；是否伴有出汗、手抖，是要除外低血糖因素；有没有面部发麻、复视、肢体活动障碍，是要除外脑源性病因；还要问问有没有乏力、黑便，注意有没有可能是贫血因素等。

【重点体检】 >>>>>>

体温（T）：36.5℃，脉搏（P）：52次/分，呼吸（R）：22次/分，血压（BP）：170/100mmHg。神志清楚，自主体位，营养中等，眼睑无水肿，睑结膜无苍白，双侧瞳孔等大等圆，对光反射正常。双侧鼻唇沟对称，口唇无紫绀，伸舌居中。颈软，颈静脉无怒张，双侧甲状腺无肿大。双肺呼吸音清，未闻及干湿性啰音。心界不扩大，心率52次/分，心律不齐，各心脏瓣膜听诊区未闻及杂音和额外心音。腹部平坦，肝、脾肋下未触及，全腹无压痛，双下肢无水肿，无病理反射。

【辅助检查】 >>>>>>

由于患者为初次入院，门诊所做的头颅CT报告提示：双侧基底节区腔隙性脑梗死，轻度脑萎缩。

1. 心脏彩超提示：室间隔厚度：11mm，二尖瓣E、A峰最高流速分别为：50cm/s、86cm/s，E/A＜1提示心脏舒张功能减低，其他指标正常。

2. 心电图（图1.6）示：窦性心律，心动过缓，心率52次/分，长Ⅱ导联的第3个、第6个QRS波群提前出现，其前可见P波，判读为房性期前收缩。未见有ST-T段的缺血性改变。

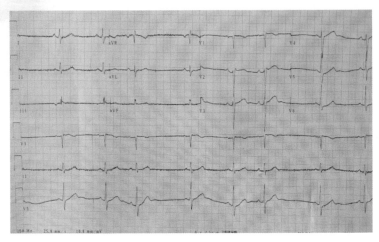

图1.6 示患者入院时心电图

【诊断】>>>>>>

◆ 高血压 2 级，很高危。

◆ 心律失常。

　　窦性心动过缓。

　　房性期前收缩。

◆ 陈旧性脑梗死。

【诊断依据】>>>>>>

1.高血压：患者有头晕症状，多次测量血压升高，最高血压达到 170/100mmHg，符合高血压 2 级诊断；超声心动图显示室间隔增厚，心脏舒张功能下降，提示合并有靶器官的损害，以往有过脑梗死的病史，应该属于很高危。

2.心律失常：体检发现脉搏与心跳减慢，听诊心律不齐，心电图提示为心动过缓和房性期前收缩。

3.陈旧性脑梗死：有吸烟和治疗不规范的高血压危险因素，头颅 CT 提示双侧基底节区的腔隙性脑梗死，因目前没有相应症状及新的病灶表现，考虑为陈旧性脑梗死。

【危险分层评估】>>>>>>

该患者从高血压的角度进行分析被列入很高危组，但实际上其危险还远远不止上面叙述过的内容。患者的头晕考虑主要是脑供血不足所致，但高血压及腔隙性脑梗死还不至于造成很严重的后果。

主要是患者还合并有心律失常，心电图有异常表现，心律失常无论快速型还是缓慢型都可以影响到心脏的搏动异常，引起心脏输出量的减少，轻者引发脑和全身脏器的供血不足，重者容易导致心脏骤停及猝死，所以对心律失常要有所重视。

【讨论】>>>>>>

问题 1　该患者的诊断思路应该如何展开？头晕的症状是多重因素还是单一因素考量？

答：头晕为患者来就诊的主要症状，因为既往有高血压史，首先应该考虑是高血压的因素所致，包括：

1.需要了解或观察患者发作头晕时的血压情况，过高、过低及血压波动大都会产生头晕的表现。

2.高血压患者由于长年的心脏工作负荷加重，心脏由早期的代偿性心肌肥大变成向心性肥厚，出现超声心动图提示出的那样心脏舒张功能减低以外，心肌的紧密有序排列被破坏，造成心脏起搏功能和传导功能受损，窦房结以外心肌的兴奋性增强，患者最容易发生各种心律失常，如期前收缩、心动过速、心动过缓。这些异常的电活动，通过心肌的电－机械收缩偶联，最终都会影响心肌的收缩和舒张功能，一旦引起心脏的搏出量减少，患者就会发生脑部供血不足，使患者出现头晕，严重时还可能发生意识丧失、抽搐等表现的"阿－斯综合征"。

3. 高血压是动脉硬化的危险因素，脑动脉硬化使脑血管的收缩、舒张功能受损，调节血流的能力下降。

根据上述所述，结合给患者体检中发现的患者的血压仍高，听诊心脏节律不齐，基本确定该患者为心源性疾病导致头晕，用单一因素来解释和分析。

次要的常见原因要考虑到：有无贫血、耳部疾患、炎症及药物或食物中毒等。我们在询问病史时基本排除了这些可能。

问题2　该患者的进一步辅助检查还要考虑做哪些项目？

答：目前患者的主要诊断是高血压和心律失常，与这两项诊断特别相关的检查就需要进一步完善。

1. 高血压：我们知道高血压对人体造成的伤害与症状是不平行的，这就意味着有一部分患者即使血压常年升高，但是他们没有症状，也因此有人对高血压不在乎，不就诊、不服药治疗。一旦发生心脏事件、脑卒中、肾功能衰竭后悔也来不及。对待已经入院的该患者，我们要做相关靶器官的检查，来评价其高血压进展情况。

（1）实验室检查：血液生化，包括血钾、钠、氯、空腹血糖、总胆固醇、甘油三酯、高密度脂蛋白胆固醇、低密度脂蛋白胆固醇、尿素氮、肌酐、糖化血红蛋白（必要时葡萄糖耐量试验）；尿常规；全血细胞计数；有条件时进行血同型半胱氨酸和尿微量白蛋白测定。

（2）X线胸片，有条件可进行24小时动态血压监测，颈动脉超声，踝臂指数（ABI），颈 – 股动脉脉搏波速度（PWV）和眼底动脉检查。

2. 心律失常：患者入院时的常规心电图提示有心律失常，但并不是很严重，鉴于心律失常的发生是随时可变的，因此一定要做24小时（Holter）心电图检查。

问题3　该患者的Holter心电图结果如何判读？

答：首先讲一下什么是Holter检查，通过这项检查我们可以获得哪些信息。

Holter心电图，医学名称是动态心电图（Dynamic Electrocardiography DCG），即通过穿戴式设备记录患者长时间心电活动的一种无创检查方法。最早发明这种检查方法的人是美国实验物理学家Norman J.Holter和Bill Glasscock，1949年他们通过无线电遥测技术来监测心电活动，所以后来人们将这项检查方式用他们的实验室名称"Holter"来命名。1962年Holter心电图正式在临床中使用。

动态心电图仪器可连续记录患者24小时心电活动的全过程，包括白天的一切活动状态，如进餐、工作、学习和夜间睡眠时的心电图参数资料，从而发现常规心电图捕捉不到的心律失常。对患者而言这项检查无创伤，基本不影响他们的日常活动。目前该医院的这种多导联 Holter 心电图在发现和判断心肌缺血方面也更加有效。

我们来看该患者的 Holter 心电图的两份截图：图 1.7 显示的是该患者在下午 3~4 点钟时心率减慢到 28 次 / 分；图 1.8 显示还有长时间的窦性停搏。通过 Holter 心电图我们终于找到患者发生头晕的最大疾病隐患，为下一步的治疗提供了证据支持。

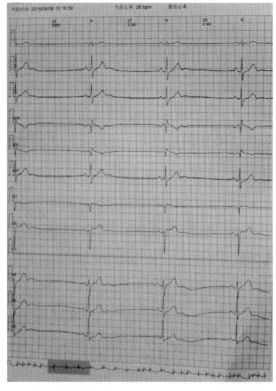

图 1.7　Holter 截图：患者心率在下午 3~4 点钟减慢到 28 次 / 分

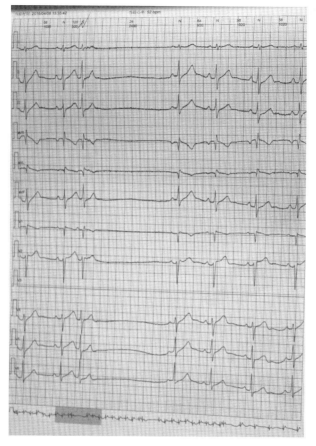

图 1.8　Holter 截图：有长时间的窦性停搏

问题 4　患者发生窦性心动过缓和窦性停搏的原因有哪些呢？

答：导致窦性心动过缓的原因有生理性、继发性和病理性之分：

1. 生理性病因

运动员和正常人的睡眠中可以常见窦性心动过缓，因为窦性心率低于 60 次 / 分时都可以诊断为窦性心动过缓。有些人有家族性的心跳缓慢，这些人大多合并低血压，一般没有症状或症状轻微，如头晕、乏力、倦怠、精神差等。还有些青少年和自主神经功能紊乱的成年人有时也会发生窦性心动过缓，这与迷走神经过度活跃有关。生理性窦性心动过缓一般不需要治疗，可以让这些人适当地运动，改善睡眠为主。

2. 继发性病因

（1）药物是最常见的原因：降压、麻醉、镇静和抗精神病类药物有些是能够引起窦性心动过缓，因此要全面了解患者使用药物的情况。

（2）反射性迷走神经兴奋时，如屏气、剧烈咳嗽、压迫眼球或颈动脉窦、刺激咽部恶心、腹部绞痛等行为可以引起反射性迷走神经兴奋，诱发窦性心动过缓。

（3）代谢降低或电解质紊乱：如低温、恶病质、脑垂体或甲状腺功能低下、高钾血症、尿毒症或血液酸碱度失衡等。

（4）中枢神经系统疾病：如颅内压升高时会表现出窦性心动过缓。

3. 病理性病因

（1）一般是指窦房结功能受损，通常称作病态窦房结综合征（sick sinus syndrome，SSS 征），简称病窦。是由于多种病因（如炎症、缺血、淀粉样变性、甲状腺功能减退、某些感染、中毒或者退行性变的损害等）导致心脏起搏的最高点——窦房结受损。

SSS 征的典型心电图表现有：持续而显著的窦性心动过缓（50 次 / 分以下）；窦性停搏与窦房传导阻滞；心动过缓 – 心动过速综合征，通常是心动过缓与房性快速性心律失常（心房扑动、心房颤动或房性心动过速）交替发作。该患者就存在窦性心动过缓和窦性停搏这两种表现，所以要考虑他的窦房结功能出了问题。

（2）急性心肌梗死（特别是下壁梗死），这是供应窦房结的分支血管被破裂的斑块上形成的血栓堵塞所致，这种情况下出现的窦性心动过缓或停搏往往是可逆的，随着罪犯血管的再灌注，心律失常可以随之消失，所以临床处理这种患者常常是植入心脏临时起搏器治疗。

问题 5　针对患者发生的窦性心动过缓和窦性停搏，还需要进行哪些检查和评价？

答：由于患者动态心电图的确提示了 SSS 征的可能性，因此针对是否有迷走神经亢进或窦房结受损两个方面可以选择做以下几项检查：

1. 阿托品试验：该法操作简便，首先记录心电图作为对照，然后抽取阿托品 1.5~2mg（0.03mg/kg），溶于生理盐水 2~5ml 中，1 分钟内静脉注射完毕，记录 5 分钟内最快窦性心率。如窦性心率大于 90 次 / 分为阴性，表示为迷走神经功能亢进；如窦性心律不能增快到 90 次 / 分和（或）出现窦房阻滞、交界区性心律、室上性心动过速为阳性，表示窦房结功能受损。

2. 固有心率（intrinsic heart rate, IHR）测定：其原理是应

用药物完全阻断自主神经系统对心脏的支配后，测定窦房结产生冲动的频率。方法是以普萘洛尔（0.2mg/kg）静注后10分钟，再以阿托品（0.04mg/kg）静注，然后记录心电图测算心率。病窦综合征患者的固有心率低于正常值。

3.食管调搏和心腔内电生理检查：作用是判断窦房结自律性和窦房结的传导功能。

（1）窦房结恢复时间（sinus node recovery time，SNRT）：于食管（靠近左心房水平）或高位右心房起搏，频率逐级加速，随后骤然终止起搏。计算从最后一个起搏波至第一个恢复的窦性心房波之间的时限。窦房结功能正常时 SNRT 不应超过2000ms。

（2）窦房传导时间（sinoatrial conduction time，SACT）：通过对心房程序期前刺激，模拟具有不完全代偿的早搏进行测定和计算。用 8~10 个固定周期的刺激（A1）后发放逐渐提前（A1 的 40%~50% 周长）刺激（A2），在 A2 的不完全代偿间期之后窦房结恢复起搏 A3，SACT=[（A2–A3）–（A1–A1）]/2，SACT 的正常范围是 45~125ms。

当上述测定结果异常时，确诊的可能性较大。若检查结果在正常范围之内，也不能绝对排除窦房结功能减低的可能性。必要时，心腔内电生理检查应同时检测房室结与室内传导功能，以便对应用起搏器的种类及其工作方式做出恰当的选择。

问题6 该患者的治疗原则是什么？如何制定诊疗方案？

答：该患者的治疗原则应该包括平稳降压、纠正心律失常和抗动脉粥样硬化防止脑梗死再发 3 个方面。

1.平稳降压：控制高血压要从两个方面入手，一是不良生活习惯的改善，让患者戒烟、清淡饮食、减少钠盐摄入、适当运动、保持心情舒畅；二是坚持服用降压药物。

目前的高血压治疗指南建议：2 级以上高血压可以起始就联合使用降压药物，患者有心动过缓和脑梗死病史，建议选用二氢吡啶类的钙离子通道阻断剂和血管紧张素 II 受体拮抗剂联合使用，前者可以适当提升心率，后者在预防脑卒中的再发研究中证实能够获益。

需要特别关注的是降血压治疗时，降压药中有一部分药物具有抑制窦房结和房室结的作用，临床使用时患者会出现心动过缓。常引起心跳慢的药物包括：β 受体阻滞剂，如美托洛尔、比索洛尔、阿替洛尔等；非二氢吡啶类钙拮抗剂，如地尔硫卓、异搏定等；降压 0 号；地高辛；胺碘酮等。所以要密切随访患者的用药情况，叮嘱患者及时来医院做心电图，如果是药物性因素，停药后大部分患者可以恢复正常心率。

2.心律失常：患者主要表现是缓慢型心律失常，心动过缓以往没有服用药物史，其他可能的原因经过检查结果回报基本可以除外，综合以上情况考虑为该患者存在窦房结病变。

若患者经过降压治疗，窦性心率能够提升，不出现明显的头晕、一过性眼黑、乏力、心悸、胸闷、气短、晕厥等相关症状，心电图（或动态心电图）复查时无长时间的停搏，暂时可以不必治疗，可定期随诊观察。

一旦再次出现上述症状，尤其是影响患者的生活质量，或心跳停搏在 3 秒以上，或伴一过性眼黑、晕厥者应进行积极的干预，应考虑接受起搏器治疗，这种情况需要植入心脏永久性起搏器。

在心动过缓急性发作时，对于心率在每分钟 40 次或者更慢者，除针对原发病因进行治疗、停用可减慢心率的药物外，可以临时使用阿托品、异丙肾上腺素提高心率。一旦药物效果不明显，尤其是伴有反复晕厥或晕厥前兆的患者，应置入临时心脏起搏器。

患者今后也有可能发生心动过缓 – 心动过速同时存在，单独针对心动过速应用抗心律失常药物治疗，可能加重心动过缓，此时也是可以应用起搏治疗。植入起搏器后，患者仍有心动过速发作，可同时放心地应用抗快速心律失常药物。

3. 抗动脉粥样硬化防止脑梗死再发

目前公认的"三高"，即高血压、高血糖、高血脂（主要是低密度脂蛋白胆固醇）是动脉粥样硬化发生的 3 个最主要因素，一旦血管发生了动脉粥样硬化，轻者出现血管狭窄，引起脏器的慢性供血不足；重者发生血管内粥样斑块破裂、血栓形成、血管闭塞。因此对该患者应该进行相关方面知识的宣教。

首先要减少摄入含胆固醇较多的食物，如肥肉、猪油、动物内脏等。现在该患者低密度脂蛋白胆固醇（LDL-C）为 4.3mmol/L，已经远远超过高危组人群的靶目标 1.8mmol/L。所以除了平稳控制血压、监测血糖以外，要给予患者抑制胆固醇合成的他汀类药物治疗。

问题 7　对于窦房结功能障碍的患者植入起搏器的意义有哪些？如何与家属沟通？

答：对于窦房结功能障碍患者植入起搏器的作用是应该谨慎考量的，以往曾有多个临床试验证实起搏治疗并不能延长患者的寿命，起搏治疗的核心意义在于改善临床症状。

结合 2013 年欧洲心律学会 / 欧洲心脏病学会（EHRA/ESC）公布的心脏起搏器和心脏再同步化治疗指南和 2010 年我国的植入性起搏器治疗建议修订版的建议是：

1. Ⅰ类适应证：明确的症状性心动过缓，建议植入永久性起搏器。首先强调与症状有关的窦房结功能障碍，其次是窦房结功能低下的严重程度。

（1）与症状有关的窦房结功能障碍：①包括窦性停搏、窦房阻滞引起的脑缺血症状，如头晕、黑矇、疲倦等。②患者在运动时由于心率不能足够增快而引起的症状。③药物导致的有临床症状的窦性心动过缓者，但是药物又不能停用的，如房颤合并快速心室率患者需要用 β 受体阻滞剂来控制心室率；合并快速室性心律失常必须采用胺碘酮等抗心律失常药物治疗时。

（2）比较严重的窦房结功能障碍：①清醒无症状的窦性心律患者出现大于 3 秒的长间歇。②清醒无症状的窦性心律患者出现小于 40 次 / 分的逸搏心律。

2. Ⅱa类适应证：对于不能用其他原因解释的晕厥或其他

严重临床症状，怀疑与窦房结功能严重异常引起的心率减慢相关者，建议植入人工心脏起搏器。

3. Ⅱb类适应证：临床症状可能与心动过缓相关，对于心率＜40次／分，但是如症状轻微，不积极推荐植入起搏器。

4. Ⅲ类证据（不推荐采用）：可逆原因导致的心动过缓，用于无临床症状患者或由非必须治疗药物引起的窦性心动过缓。

该患者的最后治疗建议可以参照以上步骤及标准进行，并且与家属充分沟通。

【查房总结】>>>>>>

对于该头晕的高血压患者来说，缓慢型心律失常是他这次住院需解决的主要病因，在这次病例的查房讨论中，围绕心律失常中的窦房结病变进行了详细的分析和 Holter 心电图的解读。重点强调了窦性心动过缓的病因、临床表现和治疗原则。需要领会临床分析思路，了解窦房结病变心脏起搏器植入的适应证。

【诊治流程与思路】>>>>>>

接诊一名有高血压病史，近 1 周出现发作性头晕的患者，除考虑高血压的诊断、评估和治疗以外，还要注意分析引起头晕的其他致病因素，如心律失常。该患者入院的心电图仅提示有窦性心动过缓和房性期前收缩，但是通过 Holter 心电图的检测发现了清醒状态下更严重的窦性心动过缓和窦性停搏，从而有可能进一步关注患者的窦房结功能。

作为基层医生，虽然可能目前工作的医院还没有能力做心腔内电生理检查，但要了解窦房结功能测定的原理和方法，尤其是指南推荐的缓慢型心律失常的处理原则和起搏器治疗的适应证，必要时可以及时转诊和随访。

头晕诊断评估流程与缓慢性心律失常处理流程详见图1.9与图1.10。

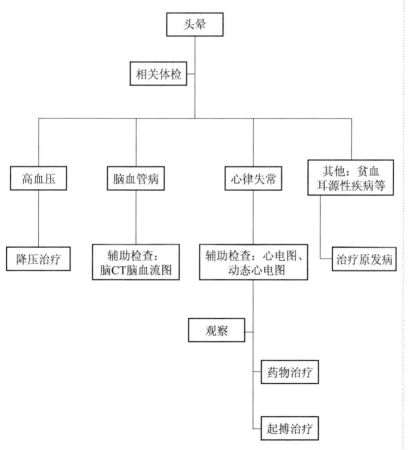

图1.9　头晕诊断评估流程

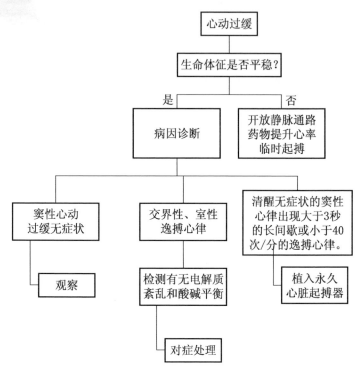

图 1.10　缓慢性心律失常处理流程

• 浏览本章更多精美图片

　请扫描二维码

贰

润物细无声，高血压在悄悄地
伤害你……

2016 年 6 月 18 日
山西省运城市闻喜县东镇

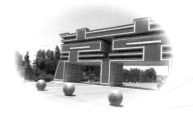

怎么看山西省运城市闻喜县的县城地图都像一只跳跃的小老虎，顽皮活泼。从县城又下到镇上是我的第一次尝试，的确，从机场到东镇的车程不到一个小时，进了东镇街道，才恍然感觉到它的与众不同。

东镇其实很大，也很现代化，它的名声和影响甚至大过闻喜县城，宽阔的马路一侧坐落着醒目的"东镇中学"大门和操场（图2.1），两旁林立的大厦满是现代化气息。

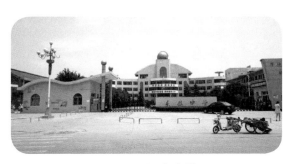

图 2.1　闻喜中学

一路和司机聊天，与这位生于此地的青年共同追忆东镇往日的辉煌。20世纪70年代，国家提出"备战备荒"的口号，数万名热血沸腾的青年，北大、清华的科技工作者，以及坦克兵、工程兵部队浩浩荡荡地开进这中条山的山沟沟里，从零开始，创造出拥有尖端科技的大型现代化兵工企业的神话，简称为"五四一"工厂。

方圆数十里，原计划建设30余家单位，后来建成投产了

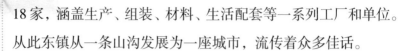

18家，涵盖生产、组装、材料、生活配套等一系列工厂和单位。从此东镇从一条山沟发展为一座城市，流传着众多佳话。

东镇作为繁华的乡村都市，人口近5万，大多数人都在为祖国的军工事业默默奉献。当然民以食为天、以国为家，大家来自五湖四海，南方人、北方人相处融洽，甜、咸口味撞击山西的醋酸，这里的日常生活丰富多彩，百姓内心充实幸福。

劳动者们衣食无忧，自豪感、成就感仍然挂在今日父辈们的脸上，美在心中。

令闻喜县东镇出名的还有10年前轰动大江南北，高调曝光的演员车晓梦幻婚礼，这位高冷美人身着华丽唐装、面带幸福的笑容嫁入豪门。她的夫君李兆会22岁接任海鑫钢铁集团董事长，是最年轻的山西首富，当年胡润百富榜上排名第78位，坐拥超过百亿的资产，成为闻喜县的经济支柱之一，青年人是祖国未来的梦想和希望。

可惜世界瞬息万变，尤其是大型企业，在转型改造和升级替换产品方面如果不够灵活，稍有闪失、不慎，也会像911事件中纽约帝国大厦，顷刻间轰然倒塌。现如今，多家"五四一"厂经济效益并不太好，许多产业工人下岗失业，部分人不得不远走他乡。比起当年的繁华，现在是逊色很多，没有了大企业的依托，城市的发展也受到限制，街景都略显冷清。

走在东镇的街上，随处可见低矮的门市、车载肩挑的小贩、悠闲可爱的猫狗，缓步慢行的路人，正是我国北方最常见的乡镇市景（图2.2）。

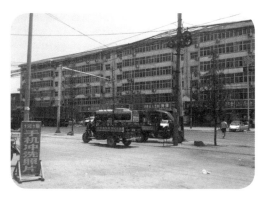

图 2.2　东镇大街

　　闻喜县历史悠久，汉武帝在此闻平南越大捷，欣然赐名"闻喜"，现隶属于山西省运城市，位于山西省西南部，至今已有2100余年历史。这里名人倍出，古迹灿烂。遗憾的是没有时间细细游赏，只在出城进高速的路上看见了据说是世界上最大的双喜门：火红色的双喜字凌空跨越四车道宽度，乍一看好像是一个村子的创意牌坊，门口右侧，汉武帝立像正不知疲倦地守护着这里的人民（图 2.3）！

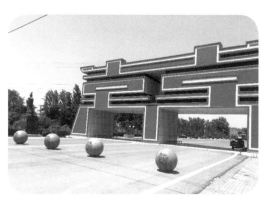

图 2.3　世界最大的双喜门

闻喜县的煮饼早已家喻户晓（图 2.4），当地的花馍馍也是独具特色，祖辈传承下来的手艺在同行的当地医生有着极好的口碑，据说每当生日的时候，奶奶、妈妈们都会蒸上个锅盖大的馍馍，馍馍上有咧嘴大笑的寿桃、有盘枝绕蔓的牡丹、有跳跃展翅的动物、有浓彩重抹的图案，五颜六色，中间再掏出个大洞洞，套在孩子的头上，祝福子孙长寿安康！

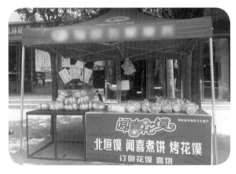

图 2.4　随处可见的闻喜煮饼、花馍馍售卖处

我品尝到了东镇美食涮牛肚（图 2.5），竹签儿穿上一块指把长的牛肚，滚水烫好，蘸着特制的汁儿，脆爽，倍儿香！这种小吃确是当地人的最爱。

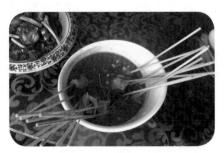

图 2.5　涮牛肚

还有那酒精炉灶上热气腾腾煮着的红焖羊肉，尝尝它的味道别有一番不同，在我们单位里曾有一位熟悉山西的同事，拿手菜就是红焖羊肉，比较一下，感觉这里的风味更胜一筹。

又是没想到小地方藏着大医院！五四一总医院建于1970年，三级乙等，其规模在运城地区排名第二，现与包括山西医科大学在内的多所医学院合作，医疗、科研和教学并举（图2.6）。

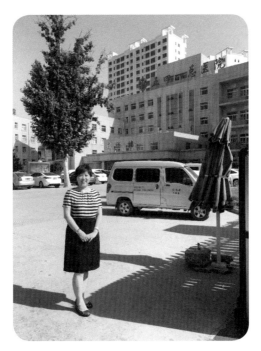

图2.6　五四一总医院

医院交通十分便利，有高铁、动车经过，向西200米就直上高速公路，也有来自周边多个市县的患者。

贰

润物细无声，高血压在悄悄地伤害你……

医院的楼层不高，占地面积很大，新近扩建的门诊大楼招牌醒目，急诊室、住院部、外科楼一目了然。大厅里贴满就诊流程、布局介绍，贴心的服务充满温暖（图2.7）。

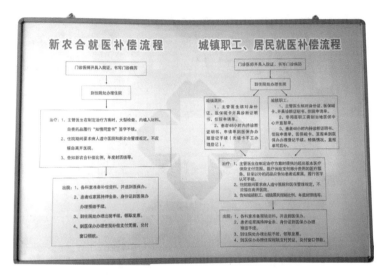

图2.7　五四一总医院门诊大厅墙上贴着的就诊流程

穿过门诊大厅进后院，这是个四方形的大院落，院落中的树木枝繁叶茂，三层高的住院部是座回廊式的建筑，四边相连，走廊相通。一条不宽的砖石路直接连通着住院部前后两排房子，走进庭院后排楼里的大门，可以看到左右两边的病房楼道笔直通畅、宽敞明亮，走廊两侧就是病房，病房房间面积很大，并排摆放着三张病床，大大的窗户与楼道形成对流，加之房间屋顶较高，空气流通顺畅，即使没有空调，也根本感受不到室外37℃的炎热。

该医院的学术气氛浓厚，特别注重知识的更新与探究，热爱学习的传统由来已久，建院早期就有不少北京、上海来的医生在此工作，当年这些年轻有为的医务工作者怀揣一份建功立业的美好理想，都是主动要求到这个"祖国最需要的地方"来实现梦想。经过多年的奋斗，他们打造出了良好的工作氛围和基础，完善了多项规章制度，同时也手把手地带出了一批又一批年轻人。

心内科段季荣主任 1979 年毕业于山西医科大学，人过中年，精明强干，一直同年轻人并肩工作在临床一线，人很爽快，十分聪敏，将 50 多张床位的心内科安排得井然有序。

目前心内科可以进行急性心肌梗死的静脉溶栓治疗，冠状动脉造影、支架等介入手术，复杂心律失常治疗及心脏起搏器的置入。

心内科的大多数年轻医生都有到北京、山西、太原等地的大医院进修学习的经历，近年也不断有硕士研究生加入。尽管不断地有新人接班，但依旧存在"患者多，医生少"的现状，每位医生都在超负荷工作，周末都来查看患者，我内心致敬这些甘于奉献的白衣工作者们！

心内科里还保留了传统的教学查房模式，应用这种形式的很多医院因为患者数量多，医生工作任务繁重都常常被忽略了。好处在于医院对医生的基本功抓得比较认真，上级医生对下级医生的指导随时能够得到体现。

近些年来，医院与外界的交流越来越多，除了让自己人"走出去"以外，经常会邀请各大城市的专家来医院交流，尤其是心脏导管介入这方面，长期接受来自中国医学科学院阜外医院、首都医科大学附属北京安贞医院、山西省心血管病医院和山西医科大学第二医院等医院的知名教授的指导和帮助，在创建全新的专科诊疗模式的探索中辛勤努力。

教学查房被安排在周末的上午，心内科事先还邀请了基层医生共同参与。

教学查房病历简介

患者是位 39 岁的年轻女教师，3 年前因为"头晕"发现血压升高达 200/120mmHg，当地诊所给予"尼莫地平、依那普利"降压治疗，半年后自觉症状缓解而自行停药。此次又因"头晕"就诊，测血压高至 150/100mmHg 收住院。

【评述】>>>>>>

高血压患者无论男、女，年龄如何，通常都会出现这样的认识误区：①高血压没什么大不了，反正我没有症状，不用吃药治疗；②吃降压药的不良反应太多，血压正常了就得赶快停药。

该患者身为教师，与广大农民相较，所受教育、疾病知识应该更多更丰富，但也会出现同样的错误认识，所以本次查房的重点是患者教育，尤其是对高血压的认识和管理。

【查房的目的】>>>>>>

1. 知晓高血压的危害。

2. 掌握高血压的诊断标准与分层标准。

3. 熟悉继发性高血压的鉴别诊断。

4. 了解高血压的治疗原则和规范用药。

【需要补充的病史】>>>>>>

中国高血压人群以"钠盐敏感性"为主要特征，症状表现是一旦摄入钠盐增多，血压就会快速升高。所以了解患者的饮食习惯非常重要，该患者喜欢吃咸菜，血压就有可能控制不好。

高血压有一定的家族遗传性，该患者的父母均患有高血压，她患高血压的年龄就偏小。另外，工作压力大、不爱运动也是高血压的易感因素。

一般来讲，对于首次因"高血压"而住院的患者，要排除是继发性高血压的可能。

除外继发性高血压，要了解患者的血压有没有发作性血压增高的特点，也就是说血压突然升高，随后可以自行恢复。问问有没有下肢乏力，甚至间歇性跛行，目的主要是排除原发性醛固酮血症引发的顽固性低血钾。

高血压对其他主要脏器的损害程度可以通过询问病史来了解，如有没有头晕、头疼、耳鸣、视物不清和单侧肢体活动障碍等脑血管病表现；有没有剧烈的撕裂样胸、腹部疼痛等主动脉夹层表现；有没有胸骨后压榨样疼痛并向左上肢放射或劳累时呼吸困难等心绞痛和心力衰竭的表现；有没有尿少、水肿、贫血等肾脏疾病的表现。高血压有时候还会引起鼻出血、视物模糊等症状，也需要详细询问。该患者有过心前区不适，与劳累和情绪有关。

另外，对高血压患者一定补充问诊：做过哪些相关检查。这主要可以避免重复检查，也可以动态比较病情的变化。该患者说因为"心肌缺血"在外院做过冠状动脉 CTA 检查。

再问问患者接受过哪些正规治疗。高血压的治疗需要个体化，每个人对不同种类的降压药物反应有所不同，甚至过敏，进一步的药物治疗要参考以往的治疗经验。

该患者否认药物过敏史，无口服避孕药史。无久居外地及高原生活史。

【重点体检】 >>>>>>

入院时：T 36.5℃，P 88 次 / 分，R 19 次 / 分，右上肢 BP 150/100mmHg。

这里提示为除外主动脉夹层或大动脉炎等病变，需要为患者补充测量四肢血压。结果双上肢相同，为 160/100mmHg，双下肢血压相同。

患者神志清楚。肥胖，BMI ≥ 29.5kg/m^2。无眼睑水肿。双侧甲状腺无肿大。双肺呼吸音清，心界略向左扩大，心率 88 次 / 分，心律齐，心音有力，各瓣膜听诊区未闻及病理性杂音，未闻及心包摩擦音。腹软，无压痛，肝肋下未触及，未闻腹部及股动脉处血管杂音。双下肢无水肿，双侧足背动脉搏动良好对称。

【辅助检查】 >>>>>

1. 血细胞分析：白细胞（WBC）7.46×10^9/L，血红蛋白（HGB）121g/L，血小板（PLT）188×10^9/L。

2. 血生化：葡萄糖（GLU）5.54mmol/L，尿素氮（Urea）3.44mmol/L，谷丙转氨酶（ALT）13U/L，钠（Na）133.6mmol/L，钾（K）4.09mmol/L，氯（Cl）99mmol/L，谷草转氨酶（AST）43.7U/L，乳酸脱氢酶（LDH）164U/L，肌酸激酶（CK）116U/L。总胆固醇（CHOL）6.4mmol/L，甘油三酯（TG）2.1mmol/L，高密度脂蛋白胆固醇（HDL-C）1.1mmol/L，低密度脂蛋白胆固醇（LDL-C）3.96mmol/L。

3. 心电图（图 2-8）：

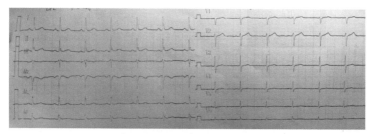

图 2.8　该患者的心电图

4. 超声心动图提示：左房、左室略有扩大，室间隔增厚，各瓣膜活动良好，室壁运动正常。左室射血分数（EF）61%，E/A > 1。

5. 胸部 X 线：左侧心界略向左扩大，双肺未见异常。

6. 脑血流图（TCD）：右侧大脑中动脉轻度狭窄。脑部 CT 未见明显异常。

7.冠脉CTA：右冠状动脉中段以及左冠第一对角支中段可见脂质斑块形成，管腔轻度狭窄。

【诊断】>>>>>>

◆ 高血压3级（很高危组）。

◆ 血脂异常。

【诊断依据】>>>>>>

有高血压家族史，数次不同时间测量血压高于140/90mmHg。

【危险分层评估】>>>>>>

患者一旦确诊高血压，首先应该进行临床整体心血管危险性评估，了解潜在危险大小，以确定进一步的治疗措施，选择适合患者治疗的药物等。

患者以往最高血压＞180/110mmHg，属于高血压3级，3级高血压且有一个以上危险因素或伴有高血压引起的并发症时为很高危组。该患者肥胖，父母均患有"高血压"，心电图提示有左心室肥厚（LVH），TCD显示有右侧大脑中动脉轻度狭窄。冠状动脉也存在动脉粥样硬化斑块，根据以上因素可以判别患者应该属于高血压3级（很高危组）。

很高危组人群未来10年的心脑血管患病风险大于30%，高血压早期机体处于代偿时，可以既没有症状也没有靶器官的受损，一旦进入高危组，表现出躯体的不适或者脏器受损时，能够快速发生各种相应系统的受损表现，后果很严重。

【讨论】>>>>>>

问题 1　高血压对人体有哪些伤害？

答：我国现有约 3 亿高血压患者，其中的大部分（80%）高血压患者分布在城镇社区和乡村，由于地域和文化的差异，处于这些地区的高血压患者往往得不到及时宣教，对高血压的危害认识不清。

高血压是心脑血管疾病最主要的致病因素之一，故也将之称为"心血管危险因素"。早期高血压患者可能没有不适症状，但是长期升高的血压会对全身血管造成伤害，尤其是加重全身小动脉硬化，使心、脑、肾等重要器官发生缺血、缺氧，以及功能受损，因此通常形象地称之为"隐形杀手"。

绝大多数高血压患者会逐渐并发动脉粥样硬化，动脉粥样硬化斑块使血管腔慢慢变窄，斑块破裂则使血管突发血栓形成；少部分患者出现动脉壁的损伤，形成动脉瘤，一旦血压骤升，动脉瘤破裂导致出血，轻者致残，重者危及生命。

高血压对脑血管的直接影响是造成脑卒中，包括脑缺血和脑出血。在我国调查的结果显示，高血压病患者发生脑血管病约占整个人群脑血管病发生人数的 70%。我国又是卒中全球发病率最高的大国，一旦患者发生脑卒中，多数会留有残疾，如偏瘫、失语、认知功能下降等，因此防控高血压就成为目前我国医疗保健的重点项目。

高血压引起的肾脏损害也不容忽视，长期血压升高导致肾小动脉硬化，肾小球发生玻璃样变，使肾脏丧失了滤过尿液、排出毒素、调节体内酸碱平衡等主要功能，患者就会出现夜尿多，尿中含蛋白（泡沫尿）、管型及红细胞等表现，最后逐渐发展成氮质血症及尿毒症，临床中经常可以见到接受肾脏透析或肾移植的患者因为忽视了降压治疗而导致的这样后果。

高血压最危险的损害还表现在心脏，心脏跳动泵出血液到大动脉，当这些动脉的压力升高（高血压）时，心脏终日费尽全力地劳作，早期通过代偿，患者发生左心室肥厚，肥大的心肌更容易向心腔扩展，心腔慢慢地缩小（戏称为小"心"眼），肺内交换后的富氧血很难回到左心室，导致肺部瘀血、肺水肿，这时患者就出现喘憋、咯血、泡沫痰等心力衰竭的表现，而通过胸片、超声心动图等客观手段检查还看不到心脏扩大，以及心脏射血分数的降低，尤其在基层医院容易忽视或者延误诊断。

高血压的后期，心脏再也无力支持的时候，心脏就如同吹过的气球变软拉长，即心脏扩大，就像这名患者查体时可见心界向左下扩大，严重患者的胸片可见心脏呈"靴型"向左侧扩大，这种情形极容易发生充血性心力衰竭，表现出劳累时呼吸困难、夜间不能平卧，甚至端坐呼吸伴咳粉红色泡沫痰。

过高的血压一旦损伤血管内膜，还会引发动脉夹层，常常导致患者猝死。

该患者未能规范接受降压治疗，近期同时出现了明显的乏力、心慌，头晕较前加重，还应该警惕向恶性高血压（高血压急症或亚急症）转化的可能。

问题 2　如何告知患者发现自己得了高血压？

答：随着电子血压表的普及应用，很多人都是在不经意之间发现自己血压升高，由于大多数高血压患者没有不适症状，所以普查或体检是最常见的发现高血压患者的途径。

一般情况下，如果一个人 1 个月内 3 次在不同的时间测得的血压收缩压 ≥ 140mmHg，舒张压 ≥ 90mmHg 就可以诊断他 / 她患上了高血压。

以前将高血压诊断为"高血压病"，近年发现高血压的病因复杂不明，治疗也不仅仅限于药物治疗，所以将高血压称为"心血管综合征"，这也意味着高血压的损害是多器官的，诊治是多方面的。

问题 3　什么原因导致该患者发生了高血压？她有可能是继发性高血压吗？

答：正常人的血压随人体内、外环境变化有一定范围的波动，如寒冷、运动时血压会升高。

人体的血管系统如同大地上流淌的河流，旁逸斜出，血流也是川流不息。流动的血液对血管壁产生冲力，血流越多、越急，冲击力就越大。血液在血管内流动时对血管壁产生的单位面积侧压称为"血压"。正常人血管有很大弹性，能够根据血管内的血流多少而改变血管腔大小，来维持稳定的血压。

年龄增长也是容易发生高血压的原因。当年纪增大或者血管壁受损失去弹性时，无论是收缩压（高压）还是舒张压（低压）都会相应地升高。

30%~50%的高血压患者有遗传因素作用。生活习惯不好，吸烟，膳食结构不合理，过多的摄入钠盐、大量饮酒、摄入过多的肉食可使血压升高。

长期的精神紧张、激动、焦虑、受噪声或不良视觉刺激等因素也会引起高血压的发生。

某些药物，如避孕药、激素、消炎止痛药等可影响血压。肥胖、糖尿病、睡眠呼吸暂停综合征等疾病也能伴发高血压。

鉴于以上这多种情况，一般来讲，找到某位患者血压升高的具体原因是比较困难。

临床中通常将高血压分为两大类：原发性和继发性。前者无法确定原因、病因；后者有明确病因。原发性占90%左右，继发性占5%~10%。继发性高血压若能够去除病因，血压也就恢复正常了，而原发性高血压基本需要终生服药。

那么该患者是原发性还是继发性高血压呢？在我国2015版的基层高血压指南中明确建议以下患者应优先除外继发性高血压：发病年龄小于30岁；重度高血压且降压效果差；血尿、蛋白尿或有肾脏疾病史；夜间睡眠时出现呼吸暂停；血压升高并伴有肢体肌无力或麻痹或伴自发性低血钾；阵发性高血压，发作时伴头痛、心悸、皮肤苍白及多汗等；四肢血压相差大，尤其是下肢血压明显低于上肢；大动脉处血管搏动减弱或不能触及；长期口服避孕药者。这些特点本例患者都不具备，因此考虑原发性高血压可能性大。

问题 4 如何对高血压患者进行诊断和临床评价？

答：1. 高血压的诊断：通常有两种情形，一是初次诊断高血压，以患者的历史最高血压值来决定；二是患者以往有过高血压，这些人可能一直服用降血压药物，就诊时的血压并不高，但是也要根据他们以往的最高血压值进行分级。根据我国高血压指南的分级标准，18 岁以上成人的血压，在未用抗高血压药情况下，收缩压 ≥ 140mmHg 和（或）舒张压 ≥ 90mmHg，即诊断为高血压。患者既往有高血压史，目前正在用抗高血压药，血压虽然低于 140/90mmHg，亦应该诊断为高血压。

2. 根据患者的血压标准进行分级

正常血压：收缩压 < 120mmHg 和舒张压 < 80mmHg。

正常高值：120~139mmHg 或 80~89mmHg。

高血压：≥ 140mmHg 或 ≥ 90mmHg。

1 级高血压（轻度）：140~159mmHg 或 90~99mmHg。

2 级高血压（中度）：160~179mmHg 或 100~109mmHg。

3 级高血压（重度）：≥ 180mmHg 或 ≥ 110mmHg。

单纯收缩期高血压 ≥ 140mmHg 和 < 90mmHg。

若患者的收缩压与舒张压分属不同的级别时，则以较高的分级为准。

根据以上标准该患者应属于高血压 3 级。

3. 接下来对高血压患者进行危险分层

分层的依据主要根据 3 个方面的评判：危险因素、靶器官损伤及临床并发症情况；分层的标准是将危险量化为低危、中危、高危和很高危 4 档。

（1）危险分层的依据

①危险因素：年龄＞55 岁；吸烟；血脂异常［总胆固醇 ≥ 5.7mmol/L（220mg/dL）或 LDL-C ≥ 3.3mmol/L（130mg/dL）或 HDL-C ＜ 1.0mmol/L（40mg/dL）］；早发心血管病家族史［一级亲属发病年龄 ＜ 55 岁（男）、＜ 65 岁（女）］；肥胖或腹型肥胖［腹型肥胖，腰围 ≥ 90（男），≥ 85cm（女）；肥胖，BMI ≥ 28kg/m²］。

②靶器官损伤：左心室肥厚：通过心电图、超声心动图、左室质量指数进行判断；X 线；动脉壁增厚：颈动脉超声 IMT ≥ 0.9mm 或动脉粥样硬化斑块；血清肌酐轻度升高：男性 115~133 μmol/L（1.3~1.5mg/dL）；女性 107~124 μmol/L（1.2~1.4mg/dL）；微量白蛋白尿：尿白蛋白 30~300mg/24h，白蛋白 / 肌酐比：男性 ≥ 22mg/g（2.5mg/mmol），女性 ≥ 31mg/g（3.5mg/mmol）。

③出现了临床的并发症：心脏疾病：心肌梗死史、心绞痛、冠状动脉血运重建、充血性心力衰竭；脑血管病：缺血性卒中、脑出血、短暂性脑缺血发作；肾脏病：糖尿病肾病［肾功能受损（血肌酐）男性＞133 μmol/L（1.5mg/dL）女性＞124 μmol/L（1.4mg/dL）］；蛋白尿（＞300mg/24h）；周围血管病：足背动

脉搏动减弱；视网膜病变：出血或渗出，视乳头水肿；糖尿病：空腹血糖 ≥ 7mmol/L（126mg/dL）；餐后血糖 ≥ 11.1mmol/L（200mg/dL）。

（2）危险分层的标准

①低危组：包括男性 < 55 岁或女性 < 65 岁的 1 级高血压，没有其他危险因素者。这组患者 10 年内发生主要心血管事件的危险小于 15%。

②中危组：包括 2 级以下高血压，合并 1~2 个危险因素者。这组患者 10 年内发生主要心血管事件的危险为 15%~20%。

③高危组：包括 3 级高血压而无其他危险因素者和 2 级以下高血压合并 ≥ 3 个危险因素或有靶器官损害者。这组患者 10 年内发生主要心血管事件的危险为 20%~30%。

④极高危组：包括 3 级高血压且有一个以上危险因素和任何级别的高血压只要出现临床并发症或合并糖尿病者。这组患者心血管事件的危险最高，10 年内主要心血管事件的危险超过 30%。

根据以上标准，应该逐步为该患者进行相关的检查随后做出评判，首先了解危险因素：肥胖，BMI ≥ 29.5kg/m²；其父母患有"高血压"。靶器官损伤：心电图提示有左心室肥厚（注意胸导联为 1/4 电压）。TCD：右侧大脑中动脉轻度狭窄。脑部 CT 未见明显异常。血生化提示 TG、LDL-C 升高。冠脉 CTA：右冠状动脉中段及左冠第一对角支中段可见脂质斑块形成，管腔轻度狭窄。根据以上标准判断评估该患者应该属于高血压 3 级（很高危组）。

问题 5　经常提到高血压患者发生"左心室肥厚"，它有什么危害？如何诊断？

答："左心室肥厚"，通常是高血压患者的早期代偿性表现，当血压增高时，尤其升主动脉压力升高，使心脏收缩时为了抵抗增强的后负荷，心肌变得强大而有力。早期出现的是"向心性肥厚"，患者的心脏外形可能不大，由于肥大的心肌比较容易向压力相对小的心腔内侧移行，使心腔容积缩小。

"左心室肥厚"时由于左心室肌壁变得很厚重，心脏在舒张时就受到限制，称作"心脏的顺应性减低"，这使左心室舒张时能够容纳的回心血量减少，因此在临床上可以造成血流回心受阻，从而发生"射血分数保留的心力衰竭"，也就是我们通常所说的"舒张性心力衰竭"。

诊断左心室肥厚的方法有多种，常用的是无创的心电图和超声心动图，这两种检查手段在基层医院也非常普及适用。

心电图诊断左心室肥厚的标准：① QRS 波群电压增高：胸导联 R_{V_5} 或 $R_{V_6} > 2.5mV$；$R_{V_5} + S_{V_1} > 4.0mV$（男性）或 $> 3.5mV$（女性）。肢体导联中，$R_I > 1.5mV$；$RaVL > 1.2mV$；$RaVF > 2.0mV$；$R_I + S_{III} > 2.5mV$。②当 QRS 波群电压增高同时伴有 ST–T 改变者，称为左室肥大伴劳损。

超声心动图诊断左心室肥厚的依据是：左心室重量指数（LVMI），男性 $> 125g/m^2$；女性 $> 120g/m^2$。

左室质量指数（LVMI）的计算方式为：超声心动图下连续测出 3 个心搏舒张末左室内径（LVDd），舒张末室间隔厚度（IVST），左室后壁厚度（PWT），得出平均值，然后采用 Deiereux 的心室重量（LVM）校正公式：LVM（g）=0.8×10.4 [（IVST+PWT+LVDd）3-LVDd3] +0.6，进一步计算左心室重量指数（LVMI），LVMI（g/m^2）=LVM/BSA（体表面积）。

该患者的超声心动图提示：左房、左室略有扩大，应该告知和提醒患者注意，目前她的左室射血分数正常，心功能评价尚好。另外，患者的超声心动图报告项目中未提及左心室重量指数，建议今后做超声心动图检查的医生关注此项内容。

问题 6 高血压患者没有症状也一定要治疗吗？

答：一旦发现高血压就一定要给予足够的重视，我曾经在门诊连续接诊了两位五十多岁的老爸给二十多岁的儿子捐肾的病例，一个刚刚躺在手术台上就自己发生了急性心肌梗死；另一位老爸在手术台上自己的血压骤升到 240/120mmHg，而他们的儿子都是十几岁时发现高血压却不肯治疗，导致最后肾脏衰竭。

那么高血压药物治疗的时机如何选择？是不是初步诊断高血压后就马上启动降压药物治疗？

回答是：酌情！所有高血压患者必须首先采取生活方式干预，例如：①控制体重。②减少钠盐摄入。③戒烟、限制饮酒。④减轻精神压力，保持心理平衡。⑤增加运动，等等。

经过临床评估后为很高危和高危患者立即启动降压药治

疗，中危、低危患者可分别随访 1 个月和 3 个月，如多次测量血压仍高于 140/90mmHg，推荐或考虑启动降压药治疗。

问题 7　高血压患者的治疗目的是什么？

答：降压治疗的最终目的不仅仅是使患者的血压降下来，而是要最大限度地减少高血压患者心、脑血管病的发生率和病死率。目前多项研究的结果提示，选择不同种类的降压药物，获益的大小是不同的。

由于高血压常常合并存在其他心、脑血管病的危险因素，如高胆固醇血症、肥胖、糖尿病等，治疗措施应该是综合性的。一般患者的降压目标为 140/90mmHg 以下，对合并糖尿病或肾病等高危患者，应酌情降至更低。对所有患者，均应注意清晨血压的监测，有研究显示，半数以上诊室血压达标的患者，其清晨血压并未达标。

问题 8　高血压患者的降压药应该如何选择？

答：降压药物使用应遵循四项原则，即小剂量开始，优先选择长效制剂，联合用药及个体化治疗。

1. 小剂量开始：主要针对一些对降压药物敏感的个体，尤其是合并脑血管病和冠心病的老年人，一旦血压下降过快或过低，有可能导致脑血管和冠状动脉的供血不足。这些人初始用药可以单药也可以联合用药，但注意从小剂量开始。

2. 使用长效降压药，尽量每日一次服药能够控制 24 小时的血压药物，如氨氯地平等，选择短效降压药可导致医源性清晨血压控制不佳，血压容易波动。

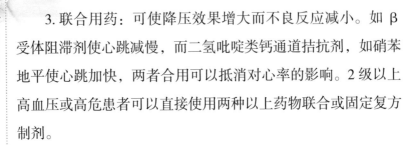

3.联合用药：可使降压效果增大而不良反应减小。如β受体阻滞剂使心跳减慢，而二氢吡啶类钙通道拮抗剂，如硝苯地平使心跳加快，两者合用可以抵消对心率的影响。2级以上高血压或高危患者可以直接使用两种以上药物联合或固定复方制剂。

4.遵从个体化的治疗：由于病因及高血压发病机制不同，每种药物都有优选适应证，合并的疾病不同，用药的品种也有所不同。区分不同的个体，分别对待，选择最合适药物和剂量，以获得最佳疗效。

提高患者治疗的依从性非常重要，如解释药物的正确使用方法，及时处理药物的不良反应，纠正降压药物伤肝、伤肾的错误理念等。使用心脑获益临床试验证据充分并可真正降低长期心脑血管事件的药物，最大限度地改善高血压患者的生存质量。

该患者降压的治疗方案：患者经评估后确定为高血压3级（很高危组），需要立即服用降压药物，并且可以考虑联合治疗。根据本例患者为青年女性，容易激动的特点建议选择比索洛尔（β受体阻滞剂）；另外，二氢吡啶类钙拮抗剂降压作用强、无绝对禁忌证、对糖脂代谢无不良影响、临床试验的证据较多，尤其适合冠状动脉或颈动脉粥样硬化患者（该患者有辅助检查证据），建议联合氨氯地平。

因该患者的血脂异常，建议加用他汀类调脂药物协同治疗。

问题9 高血压患者出院后的血压应该如何管理？

答：高血压患者出院后应该建议她定期到医院进行随访，

拾医

跟我到县医院查房

最好指导患者正确的生活方式，包括戒烟、控制体重、减少钠盐摄入、保持心情舒畅等。

1. 高血压自我管理：高血压诊治指南建议有条件的高血压患者购买使用经过国际标准认证的合格血压计进行家庭自测血压。对于血压未达标的患者，建议每天早晚各测量 1 次血压，连续测量 7 天；对于血压已达标的患者，建议每周测量 1 次血压。测量后，将每次的血压数值记录下来，在就诊时提供给医务工作人员作为诊治高血压的参考。一旦血压控制不理想或波动大，及时到医院就诊。

2. 随访的时间：我国高血压指南建议，血压管理的基本目标是血压达标，根据患者血压是否达标将其分为一、二级管理。

（1）一级管理的对象是血压达标的患者（＜ 140/90mmHg），这类患者推荐每 3 个月随访 1 次。

（2）二级管理的对象是血压未达标的患者（ ≥ 140/90mmHg），这类患者被建议每 2~4 周随访 1 次。

3. 随访的主要内容

（1）随访频率：常规每 3 个月随访 1 次。血压未达标患者，应 2 周内再次随访。

（2）随访内容

①问诊：上次随访至今是否有新诊断的合并症，如冠心病、心力衰竭、脑卒中、糖尿病、慢性肾脏疾病或外周动脉粥样硬化病等。

润物细无声，高血压在悄悄地伤害你……

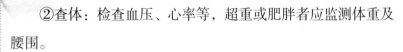

②查体：检查血压、心率等，超重或肥胖者应监测体重及腰围。

③必要的辅助检查：血常规，尿常规，生化（肌酐、尿酸、谷丙转氨酶、血钾、血糖、血脂），心电图；有条件者可选做动态血压监测、超声心动图、颈动脉超声、尿白蛋白／肌酐、胸片、眼底检查等。

通过以上方式观察血压变化情况、用药情况及不良反应等，及时调整治疗方案。同时还要关注患者的生活方式、心率、血脂、血糖等其他危险因素的发生，靶器官损害及临床疾患等。了解患者服药依从性及不良反应情况，必要时调整治疗。

【查房总结】>>>>>

高血压是心脑血管疾病的罪魁祸首，降压治疗中往往有多种误区，很多患者数年不重视、不治疗、不监测，甚至见过有的患者一种药吃上好几年，出现了不良反应又害怕治疗等，因此对患者要经常地进行教育，同时作为医务人员，也应该不断地学习与高血压相关的研究、进展，完善对高血压诊治的规范化执行管理。

【诊治流程与思路】>>>>>>

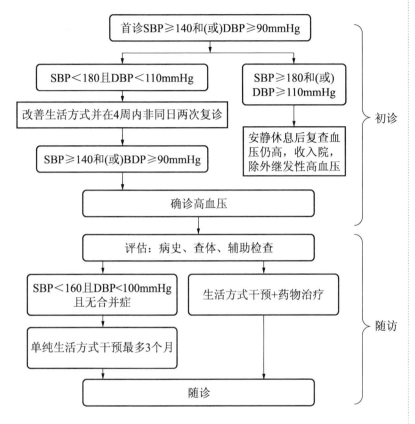

首诊SBP≥140和(或)DBP≥90mmHg

SBP＜180且DBP＜110mmHg

改善生活方式并在4周内非同日两次复诊

SBP≥140和(或)BDP≥90mmHg

确诊高血压

SBP≥180和(或)DBP≥110mmHg

安静休息后复查血压仍高，收入院，除外继发性高血压

初诊

评估：病史、查体、辅助检查

SBP＜160且DBP<100mmHg且无合并症

单纯生活方式干预最多3个月

生活方式干预+药物治疗

随诊

随访

• 浏览本章更多精美图片

请扫描二维码

女性患上急性心梗，原来是有这样的帮凶……

2016 年 7 月 9 日
河南省永城市

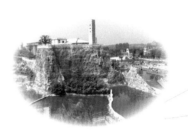

河南省永城市，地图上看形状四四方方的，恰好是河南、安徽、江苏、山东四省的结合部，也像一张名片，上面印着"河南省最大的煤碳化工基地""河南省生态建设示范市""国家园林城市""国家卫生城市""中国百强县市""汉兴之地"等多种头衔和名誉。

坐高铁从北京到徐州，晚上20点再坐汽车行120公里高速，约1个半小时到河南省永城市，司机师傅善聊，聊的最多的话题是他的孩子——他儿子现在24岁，还有个女儿12岁。他的儿子从小只要一读书就睡着，索性送儿子去了少林寺塔沟武校，毕业后留在北京，曾给国家领导人当警卫，后在保安公司上班，年薪30万，娶了大他儿子4岁的一位北大硕士研究生作妻子，孙子已经1岁了。路上司机一直慨叹北京的高房价，本来全家可以轻轻松松过日子，幸福融融，但要贴补儿子在北京买房，所以他必须非常努力地工作。

晚上22点到了永城才开始吃晚饭，时间虽晚，但饥肠辘辘，颇是期待。街边无名小店的老板娘热情地推荐两款她店里的特色菜：凉拌鲜黄花菜加丝瓜叶尖和酸菜黑鱼。我原来一直认为鲜黄花菜有毒不能吃，但是老板娘说去掉中间的花蕊就无毒了，而且此时正当季！鲜艳的黄花与翠绿的丝瓜叶尖伴在一起，黄花妩媚，叶苗婀娜，真是绝配（图3.1），让人怜爱到不忍心动筷子。黑鱼被巧手加工成雪白的片状，浮在店家自己腌制的酸菜上，就像丽江雪山浓缩于汤盆之中，汤白微辣、菜绿酸咸、鱼肉嫩滑，味道独特香美！

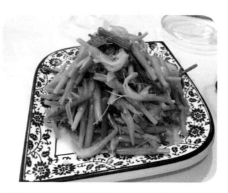

图 3.1　凉拌鲜黄花菜加丝瓜叶尖

　　永城市曾是隶属于河南商丘的县城，得天厚爱的一方沃土，浅浅的地下全是乌黑的煤炭。听当地人说，从前村里家家户户不见砍柴、不见运煤买炭，但一日三遍炊烟袅袅，原来是向地下挖个 2~3 米的井就能刨上煤来。

　　数年前以永城和神火两大集团为首的国有企业规模宏大，产业兴隆，员工富庶。据说商丘市百姓口袋里的工资 1 块钱中就有 8 毛钱出自永城。姑娘梦想着嫁进厂里，永城县亦得以迅速腾飞，老城 10 里开外的新城拔地而起，高楼、别墅潮水般漫布，人口激增至几近 150 万，现已跃升为省直辖县级市。

　　新城依照着大城市的模样在高速路口边正兴建着 CBD（商贸区），一座汉代风格的五星级酒店也已经展露出古韵和俊美，错落有致的青砖墙面映衬着暗红色的窗眉，竖井式的楼阁顶部，活脱脱就像扣着一个尖尖的四折帽。对比强烈的是永城市政府，简朴的五层小楼前飘扬的国旗和大门前的几块匾额提示这里是政府办公地（图3.2）。

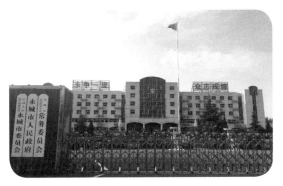

图 3.2　永城市政府

永城市的交通十分便捷，豫、鲁、苏、皖四省的高速路经此密结成网。城市的西边依偎京九铁路，东边相傍京沪高铁，北边镇守陇海铁路。连接欧亚大陆的连霍高速公路纵贯其间。

我到的这天恰逢百年不遇的全国大涝，新闻报道：湖北省武汉市内水深半米，民众坐铲车、卡车或蹚水上班；江苏盐城龙卷风98人遇难，瞬间民居、厂房屋顶片瓦不存；台风"尼伯特"横扫福建、气贯江苏、旋进齐鲁，网上调侃"小家伙迟到、吹牛、贪玩、路痴、无情"，淹掉城市六座、推倒房屋1099间、逼走43.84万人口、停运390架飞机，死人太惨咱不多提；再表河南辉县一夜成河，那边的医院朋友发信息说医院被淹，全院断电，护士坚守岗位打着手电做治疗。

但永城此时天高云淡，气爽宜情。问到永城的老人，他们挥着手、摆着头骄傲地说："安（俺）这孜固（自古）风调鱼

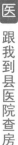

隼（雨顺）、物（五）谷冯（丰）登，从来没遭过灾"！探究其因，我自己形容为：吉人自有天佑，吉地自有神佐。

永城历史悠久，名人辈出。追寻历史的脚步一定要迈进永城市外20公里的芒砀山，这里可以穿越时空隧道领略从前……两千多年前中国夏朝开始，建都商丘，涵括永城。

相传春秋战乱时孔子周游此地，躬身游说，讲礼克己，祈求礼邦有序。那一日孔先辈携弟子经过芒砀山主峰时，恰逢天降大雨，于是一行人藏身于一个像半扣着的锅模样的崖壁下面避雨，待雨过天晴，孔先辈及其弟子就赶紧在这崖前晒书，随后还在坡上的大杏树下开坛讲学，惠及百姓，时至今日老人家当年避雨处仍是后人膜拜的殿堂，留下"晒书崖"的芳名。

芒砀山公园其实就是在一个大大的、废弃的矿坑基础上改建而成，小桥依潺潺流水而建，弯弯曲曲盘卧于坑底，蜈蚣爪造型的顶棚为陡直的登山阶梯遮阳，登顶远望，那刻意保留下来的几幢硕大的圆筒状厂房，与周围的景观和睦相处，浑然一体（图3.3）。

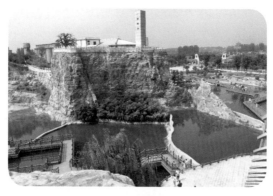

图 3.3　芒砀山公园

中国历史上第一位农民起义领袖陈胜之墓，也位于永城市芒砀山主峰西南麓。墓冢平常，但是英名灌顶：秦末，作为生活在社会底层的劳苦大众的代表陈胜率众揭竿而起，一呼群应，叱咤风云，撼朝廷、惊皇帝，宣扬了平等、自由的理念，身后久卧永城保佑子孙。

永城的芒砀山还与汉高祖刘邦有着不解的渊源。在山腰的刘邦纪念馆里，大玻璃窗内流动播放着刘邦那段天意——"斩蛇"寓意"成败"的故事。

刘邦早年任沛县泗水亭亭长时带领一批民夫去骊山为秦始皇修筑陵墓，走到芒砀山时，劳工又饥又渴，刘邦解开拴在民夫身上的绳索，对他们说："你们都赶快逃命去吧！就是到了骊山不是累死也是被打死"。部分民夫看到刘邦仗义仁德，就表示愿意追随刘邦起义。

就在他们准备逃到芒砀山藏起来时，走到前面的人突然发现眼前有一条大白蛇挡道，刘邦拔出宝剑欲斩，白蛇开了口："我乃白帝子，愿和你一起诛灭暴秦，平分江山"。刘邦不肯答应，就在他再次举剑之时，白蛇又说："你斩吧！你斩我头，我乱你头，你斩我尾，我乱你尾"。

刘邦凭借酒劲举起宝剑将蛇斩为两段，没想到往前走了不远就看见一位老婆婆在路边哭泣，见了刘邦就说："白帝子是我儿子，他在此化蛇挡道就是讨你这个皇帝的封官，却被你杀了"。说完就化成一道光影升天。众人一听刘邦将来能做皇帝，更加愿意追随他。

不知道这样的传说是不是当年刘邦为了蛊惑人心所做的"宣传"，但至少刘邦扯旗造反，终于成为汉朝的开国君主，在公元前202年建立西汉王朝。不过后来确实被名叫王莽的人乱了政，从而东汉走上了历史舞台！

更有甚者，后人为了纪念此事，在芒砀山脚修建了一座六角小亭。这座有传奇故事的小亭子，由黄色琉璃瓦与红色木柱铰接，飞檐翘角，彩绘亭壁，亭子的中心由龙的第六子赑屃背负一块石碑，当地人告诉我说如果凑巧某一天夜幕降临，用灯光直射碑体前面，可见一尊金光灿灿的古代帝王，前腿弓，后腿蹬，头戴高冠，身穿盔甲，腰系玉带，足蹬高靴，一手捋须，一手按剑，传说是汉高祖刘邦临世；如果将灯光照射碑体后面，看到的则是一位金光四射头戴宝冠的夫人，正在弯着身子哺育孩子，传说是吕后携子来芒砀山寻夫。不过当地人还真提到说当年刘邦藏在芒砀山中，每当吕后带着孩子来看他时，都有紫气升腾起来引路，也可见世人对"英雄"历代都是非常崇拜的。

神奇的经历还不止是刘邦的传说，位于芒砀山南脉保安山东侧山腰的汉代墓群才真是震撼！从前仅从报刊、电视中看到对汉墓中出土的壁画、金缕玉衣、鎏金车马器、骑兵俑、精美玉器等众多文物的赞美。今日亲临王陵一窥，确实与众不同。

梁孝王王后墓长210米，是一大型崖洞墓，墓内面积达1600平方米，2个墓道、3个通道、34间墓室，是迄今为止国内发现的最大石室陵墓（图3.4）。今日从35℃的暴晒下步入地下寝陵，一股股寒气由背钻顶。

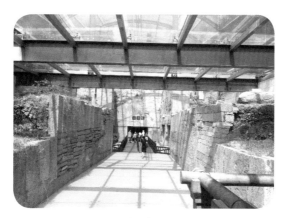

图 3.4　梁孝王王后墓

一条马路宽的甬道平缓地伸向地宫，通道顶端上渗出的水滴诡异地落在脸上，冰冰的猛刺激，让人想到恐怖电影中的魔爪。甬道的两侧是对称地被挖凿出来的大大小小的石屋，十几平方米大小，一人多高，墙上挂着的解释牌标明了当年的用途，或装财宝或盛器皿，黑黢黢的石墙上留有二寸见方的石槽，蹭听旁边的导游讲，这是用来镶嵌一层层木门的，门的四框用彩色布料装饰，尽可以想象当时的恢宏气派！王后生前奢华，死后也不能平庸。最有情分的是主卧墓室旁留有一条长长的通道，专供王后阴间能随意地穿过去与梁王相会。

梁孝王寝园平面呈长方形，由围墙、回廊、寝陵、庭院、练兵室、宝物储藏室等几部分组成，最精彩处在于寝宫旁边有一间沐浴室，石匠们巧夺天工地在侧壁上留出一条天然的石缝，地宫中蓄积的水可以从此瀑布状流出墓穴之外。

梁共王墓也只能看到一间又一间的石室，最有创意的是里面竟然修建了一间如同当代的蹲坑厕所，有扶手有蹲板，茅坑中有从后面石缝中渗出的水流冲过，好时尚的设计！这也揭示了先人爱整洁的天性。

有趣的是，几座陵墓的外周早年在轰轰烈烈的挖矿烧窑年代都被铲开取土，形成了几十米的深深大坑，令人叫绝的是，这些坑都偏了那么一点点，没有损到陵墓丝毫。

墓内的每一块巨石身上都留有一寸间距的铁钎砸痕，墓外的黄土坑壁还能看见一锹又一锹的挖迹，古代、现代制造者辛勤的劳作姿势跃然心头！也许这是远远山头上伫立的刘邦巨像日夜守护、庇佑的场景。

墓陵里面卖纪念品的商店很实在，5块钱一个的瓷寿龟，通体滑润、色泽亮绿，逗一下头足乱颤不止……

祝副院长大老早赶来陪同早餐，并介绍当地特色"豆粥、牛肉水煎包"，豆粥喝起来口感细腻如鸡蛋羹，但豆香味十足。祝副院长说这种美食的原材料仅仅只是黄豆粉和面粉，但至少要慢火熬上5个小时才能成粥，别的地方是肯定吃不到的。

中午吃饭不讲究，找个当地人开设的饭馆，品尝永城美食，3种菜品记忆深刻：第一种菜品是金包银（图3.5），名字很富贵，其实是晒干的萝卜丝与小葱炒熟后在上面摊个鸡蛋。鸡蛋是"金"容易理解，因为它有着黄黄的颜色。那"银"可不"正宗"，晾晒过后的白萝卜丝可是透着酱黑色。不过味道很好，想来是很久以前物资不够充分时取个好名字听着舒服，鸡蛋也是当时的稀罕物呀！第二种菜品是炒皂角。巴掌长的皂角，翠绿的颜色，嚼起来脆脆的。以前只听说过这东西长到成熟了可以洗衣服，第一次尝试它的味道，除了青菜般的清香，并没有什么类似洗涤剂的怪味。第三种菜品是蒸鲜玫瑰叶。正经的玫瑰叶子，干涩苦柴，智慧的河南人用蒸菜的方式就能够彻底地改变这种偏见，用面粉将玫瑰嫩叶搅和在一起，这可是个有技术含量的工作，面粉多口感就硬，面粉少则不成形，比例合适才能做出暗绿色的、绵绵的一盘菜。

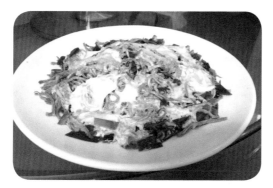

图 3.5　金包银

说到面粉也不得不提一下，河南是我国的大粮仓，尤以小麦著称，而永城则是国家小麦示范基地，中国的面粉食品博览会在永城已经开过七届，这里出产的面粉口感好，据说当地进行小麦加工，对一粒小麦能够脱出9种不同品质的面粉,惊诧！所以有人言：一黑（煤炭）一白（小麦）托起永城！

我此行的目的地是永城市中心医院，它的前身是永城公费医疗医院，后又曾改名为永城第五医院，现为二级甲等医院，医院由东城、西城（老城区）和民生三个院区构成。西院区坐落在老城喧闹的集市中间，门口的小贩挤成一排，炸鸡、烤串等简易食品与卖睡衣、鞋帽的小贩交错。最多的两样便餐是焖炉烧饼和打卤面条，陪床的家属蹲在地上就着烧饼呼噜噜的吃面堪称一大景观。

院区窄小到汽车难以通过，各色的电动车和三轮车拐来拐去，横七竖八的停着的车更阻碍了交通顺畅（图3.6）。患者院里院外挤得满满的，100多万人的城市，这样的院区面积显然不够，所以近年又开辟了东城区的新院区。

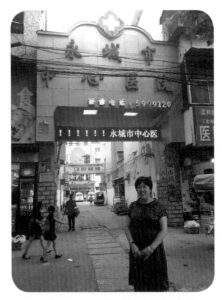

图3.6　永城市医院西城院区

从西城院区大门出来，一直向东，经过一座大型交通环岛，环岛中心的铜雕是一只展翅欲飞的凤凰，环岛将老城与新城划出清晰的界线，一侧是你挤我撞的市井喧嚣，一侧是高楼耸立的现代化都市。

要去查房的心内科位于东城院区的楼群，门口竖立着河南科技大学临床教学医院、白内障免费复明手术定点医院、优抚医院的牌子。不算宽大的前厅挂满了各色增进服务的条幅和指示牌。

医院没有高大的楼体，从门诊大厅穿过是一大片铺开的低矮楼群，七拐八绕，楼楼穿通。

医院的建筑不是很特别，特别的是医院主管业务的祝副院长，33岁，青春勃发的一位神经外科医生，聊起医院的现状和未来头头是道。几乎毫不打嗝儿地报出医院现有工作人员849人，600张，床位实际开放750张床，技术人员693人，高级职称45人，硕士研究生31人，中级职称293人。特色有河南省级临床重点专科——儿科。医院是河南省健康促进示范医院，河南省科技惠民计划基层示范医院，每年都能获得国家基金支持。目前在东院区的旁边已经审批下来231亩地，未来要规划建设心脑血管病专科医院，形成永城市的医疗中心。

心内科现有床位40张，有3名硕士研究生，心内科曹主任刚刚从中国医学科学院阜外医院进修回来，已经做了40多例冠脉造影与心脏支架手术，虽然现在还不能独立完成导管的介入治疗，但是祝副院长执意让我参观心内科刚刚装备了3个月的导管室，全套的飞利浦造影设备，可以满足心内科、心外科、脑血管病、骨科及妇科的使用需求，并在导管室的对面设置了

10 余张床位的心脏重症监护室（CCU）。正在我疑虑地想"这么大的监护室，会有这么多患者需要吗？"的时候，祝副院长马上神秘地说还一定要看另外一处"机密"。

穿廊越巷到了二层一处敞亮的大屋子，尽头用玻璃墙隔出来一个会议室模样的地方，墙上挂着巨大的液晶屏幕，办公桌上摆放着电脑、打印机等机器设备，走进一看，不得了！原来这是通过云传输的网络会诊中心，可以实现与下辖 39 个乡镇卫生院实时传输心电图的功能。24 小时开放，一旦有胸痛的患者到卫生院就诊，即刻可以做心电图并实时传输图像，这边电话一响，永城中心医院的值班医生就能马上阅读并在即刻发回心电图报告（图 3.7）。

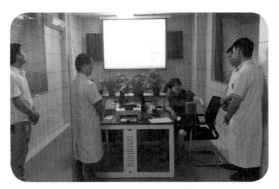

图 3.7　云远程传输中心

这项工作是医院近期努力的"成果"，一方面大大解决了基层医生多数不会阅读心电图的问题；另一方面及时方便了患者，只要患者被怀疑是急性冠脉病变，医院就会做好接诊准备，随时指导下级医院的医生转诊，从而真正地实现我国现行的医疗改革"分级诊疗，相互转诊"的理念。

参观期间几乎不停地有心电图传过来，我看了屏幕上的图形，没有干扰、没有漂移，线条非常清晰，真的感叹科技的力量。多少年来我走过很多基层医院，特别是乡镇医院，即便捐助了特别先进的心电图机，也很少被使用，主要是当地医生不会阅读心电图，这样的远程遥控、指导太有必要了。这是心脏病患者及时得到救治的非常有效的方法，用祝副院长的话就是：患者肯定会越来越多。

网络会诊中心是该院与河南省医科大学第一附属医院的合作项目，两院之间随时都可以进行疑难疾病和心电图的会诊讨论。而本院各科室的心电图也会通过 iPad 的蓝牙功能将患者心电图统一传回心电功能检查室。借此，各级医生也会迅速提高诊疗水平。这种联合管理的医疗模式确实令人耳目一新。

言归正传，要开始进行的教学查房，医院非常重视，也特别邀请了全院多个科室的主任和主治医师来学习规范的教学查房，还全程录像，以备今后学习（图 3.8）。

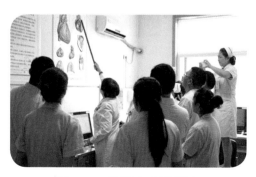

图 3.8　教学查房进行中

教学查房病历简介

　　查房患者是一名 46 岁的女性，农民。22 岁结婚，怀孕 4 次，现有 1 个儿子和 3 个女儿，身体都很健康。她本人不吸烟，但是丈夫烟瘾很大，每天抽 2 包左右香烟。不喝酒，没有心脏病家族史。

　　因为孩子多，每日操劳，经常感觉劳累。家里经济条件一般，没有在其他地方生活过。平时喜欢油腻饮食，体态偏胖。否认糖尿病、高血压史。

　　该患者 4 年以来经常间断出现胸口疼痛，自认为是"胃病"，偶尔吃片"雷尼替丁"，几分钟后可以缓解。曾在当地卫生院看病，怀疑"心肌缺血"，但平时不吃药。胸口痛时，不伴有头疼、头晕、咳嗽、发烧、憋气；也没有反酸、嗳气、恶心、呕吐。

　　入院前 2 小时，患者在地里干活时胸口痛再次发作，休息和吃过"雷尼替丁"后仍然不见好，来到县医院看门诊。门诊医生给她做了份心电图发现：Ⅱ、Ⅲ、avF 导联可见 ST 段抬高。可疑是"急性下壁心肌梗死"，收患者住院治疗。

　　患病以来，食欲好，睡眠好，大、小便正常。

【查房的目的】 >>>>>

　　1. 掌握急性心肌梗死分类。

　　2. 了解女性冠心病的发病现状。

3. 掌握女性冠心病的常见诱发因素。

4. 掌握女性冠心病的特点。

5. 熟悉女性冠心病的危险评估。

6. 熟悉女性冠心病的治疗。

7. 了解女性冠心病患者的生活指导和长期随访。

【需要补充的病史】>>>>>>

是否绝经或者月经周期紊乱？有无贫血史？是否口服避孕药？年轻时候是否经常"感冒"并伴有游走性大关节疼痛？近期是否有精神刺激等诱发因素？

【重点体检】>>>>>>

T 36.2℃；P 65 次 / 分；R 19 次 / 分；BP 154/94mmHg。神志清楚，自动体位。睑结膜无苍白，咽无红肿，双侧扁桃体无肿大。双侧颈静脉无怒张，双肺呼吸音清，未闻及干湿性啰音。心界无扩大，心率 65 次 / 分，心律不齐，心音略低钝，各瓣膜听诊区未闻及杂音，未闻及心包摩擦音，腹软，全腹无压痛，肝脾肋下未触及，双下肢无水肿。双侧足背动脉搏动对称。

【辅助检查】>>>>>>

1. 心电图（图 3.9）

特点：第 4 个提前出现的窄 QRS 波群之前可见 P 波与前一个 T 波融合，考虑为"房性期前收缩"；Ⅱ、Ⅲ、avF 导联 ST 段略有抬高，Ⅲ、avF 导联可见 q 波（宽度不够诊断 Q 波标准）；avL

导联 T 波低平。

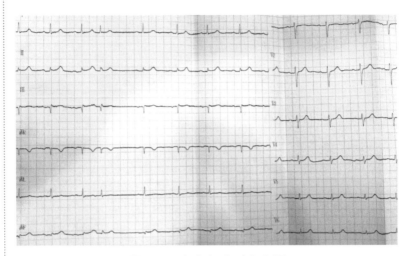

图 3.9　患者入院时心电图

2. 血常规：WBC 10.11×10^9/L，GR 71.3%，HGB 125g/L，PLT 267×10^9/L。

3. 血生化：K 4mmol/L，Na 128mmol/L，Cl 91mmol/L，Cr 119μmol/L，GLU 6.4mmol/L，ALT 32U/L，AST 268U/L，ALB 39g/L。CHOL 5.08mmol/L，TG 3.55mmol/L，HDL 0.88mmol/L，LDL-C 3.82mmol/L。心梗三项：cTnI 1.95ng/ml、Myo 70ng/ml、CK-MB 46ng/ml。

4. 超声心动图：EF 0.6，各腔室不大，未见室壁运动正常。

5. 入院后为患者行冠脉造影，结果未发现明显的冠状动脉狭窄。

【诊断】>>>>>>

◆ 冠心病。

急性下壁心肌梗死。

房性期前收缩。

心功能 I 级（Killip 分级）。

◆ 高血压病 1 级（极高危）。

◆ 血脂代谢异常。

【诊断依据】>>>>>>

危险因素：主要是存在血脂紊乱，这是导致女性冠心病的一个非常重要的因素。除了低密度脂蛋白胆固醇升高以外，甘油三酯增高和高密度脂蛋白胆固醇降低也是女性冠心病的危险因素。另外，患者本人否认高血压病史，但是在住院以后多次测量血压都有升高。

病史中有间断胸痛，呈发作性特点，多与劳累有关，持续时间在这次发病时较前有所延长，而且休息和服药后都不见缓解，比较符合冠心病、急性心肌梗死的特点。

体检时主要发现该患者的心音稍低，也提示心肌梗死的可能。心律不齐，经心电图证实存在"房性期前收缩"。

辅助检查心肌梗死标志物已经有所升高，虽然在超声心动图下未见明显的室壁运动减低，但如果是梗死面积较小也可以解释这种状况。

该患者行心导管检查没有发现冠状动脉有狭窄，那怎么确定是患有冠心病了呢？这是我们下面要讨论的主要问题。

【危险分层评估】>>>>>>

危险分层一般使用临床指标和风险评估评分两种方式：

1. 临床指标：包括临床表现，如胸痛症状频繁发作，就诊时血压、心率、心律、心脏杂音等；风险特征，如年龄、家族史及合并糖尿病和肾功能不全情况等。辅助检查指标，cTnT升高及其幅度有助于评估短期和长期预后；血红蛋白、血糖、电解质，心电图 ST 段改变的导联数和幅度，缺血范围越大，其风险越高。该患者综合以上指标评判应该属于很高危险。

2. 风险评估评分：常用的评分模型包括 GRACE 风险评分和 TIMI 风险评分。

① GRACE 风险评分：应用于此风险计算的参数包括年龄、收缩压、脉率、血清肌酐、就诊时的 Killip 分级、入院时心跳骤停、心脏生物标志物升高和 ST 段变化。

② TIMI 风险评分：包括 7 项指标，即年龄 ≥ 65 岁，≥ 3 个冠心病危险因素（高血压、糖尿病、冠心病家族史、高脂血症、吸烟），已知冠心病（冠状动脉狭窄 ≥ 50%），过去 7 天内服用阿司匹林，严重心绞痛（24 小时内发作 ≥ 2 次），ST 段偏移 ≥ 0.5mm 和心肌损伤标志物增高。每项 1 分。

风险评分使用简单，也可以使用手机或联网的电脑直接找到计算公式。当 GRACE 评分 ≥ 140 分时为高危患者，一般建议做介入治疗。

【讨论】>>>>>>

问题 1　患者没有冠状动脉狭窄，如何诊断急性心肌梗死？

答：大多数医生认为发生了急性心肌梗死就是因为给心脏供血的冠状动脉发生了阻塞，而这种阻塞又大多发生于冠状动脉，有粥样硬化的斑块形成，造成管腔狭窄，斑块破裂导致血栓形成，阻塞了冠脉血流，所以想当然认为一旦得了心肌梗死就是要给冠状动脉里置入"支架"或者给这段血管"搭桥"，其实不然。

冠状动脉作为输血的管路，一旦供血中断和减少，都会造成心肌供血不足，甚至心肌坏死。

引起冠状动脉供血障碍的原因通常分为两种：一是供血不足，如冠状动脉粥样硬化引发了狭窄、瘤栓、脂肪栓塞、羊水栓塞、贫血等；二是需要供血增多，如运动、体力活动、得了"甲状腺功能亢进"这类耗氧增多的疾病等。鉴于这些原因可以导致"急性心肌梗死"的发生，所以近些年来国内外指南都将"急性心肌梗死"进行了详细分类。

2015 中国《急性 ST 段抬高型心肌梗死诊断和治疗指南》中，推荐使用第三版"心肌梗死全球定义"，将急性心肌梗死分为 5 型。

1 型：自发性心肌梗死。定义为由于动脉粥样斑块破裂、溃疡、裂纹、糜烂或夹层，引起冠状动脉血栓形成，导致心肌梗死。

2 型：继发于心肌供氧和耗氧失衡。如冠状动脉内皮功能异常、冠状动脉痉挛或栓塞、心动过速/过缓性心律失常、贫血、呼吸衰竭、低血压、高血压等。

3 型：心脏性猝死。心脏性死亡伴心肌缺血症状和新的缺血性心电图改变或左束支阻滞，但无心肌坏死标志物检测结果。

4a 型：经皮冠状动脉介入治疗（percutaneous coronary intervention，PCI）相关心肌梗死。基线心脏肌钙蛋白（cardiac troponin，cTn）正常的患者在 PCI 后 cTnT 升高超过正常上限 5 倍，同时发生：①心肌缺血症状；②心电图缺血性改变或新发左束支阻滞；③造影示冠状动脉主支或分支阻塞或持续性慢血流或无复流或栓塞；④新的存活心肌丧失或节段性室壁运动异常的影像学表现。

4b 型：支架血栓形成引起的心肌梗死。冠状动脉造影或尸检发现支架置入处血栓性阻塞，患者有心肌缺血症状和（或）至少 1 次心肌坏死标志物高于正常上限。

5 型：外科冠状动脉旁路移植术（coronary artery bypass grafting，CABG）相关心肌梗死。基线 cTnT 正常患者，CABG 后 cTnT 升高超过正常上限 10 倍，同时发生：①新的病理性 Q 波或左束支阻滞；②血管造影提示新的桥血管或自身冠状动脉阻塞；③新的存活心肌丧失或节段性室壁运动异常的影像学证据。

在此提示，大多数提到的急性心肌梗死主要是指 1 型，因为其他几种类型比较少见，而我们今天讨论的患者恰恰是属于 2 型的急性心肌梗死。

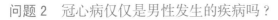

问题 2 冠心病仅仅是男性发生的疾病吗？

答：以往认为女性冠心病，尤其是年轻女性冠心病的发病率较男性低，但是在美国的报道中看到近年来女性冠心病的发病率和病死率的上升都超过男性，美国从 1984 年开始，女性冠心病的发病率超过男性。我国人均寿命逐年增加，尤其女性寿命超过男性，但对于女性冠心病的认识依然处于一个低水平诊断和治疗的状况。

女性冠心病，尤其是年轻的女性发生急性心肌梗死，容易被忽略或误诊、误治。这是由于女性冠心病的类型与男性有很大的不同。

较男性而言，女性冠心病表现为自发性冠状动脉疾病（spontaneous coronary artery dissection，SCAD）表现出非 ST 段抬高型急性心肌梗死为多；而在非阻塞性血管疾病中，如冠状动脉血管痉挛（coronary artery spasm，CAS）和冠状动脉微血管病变（coronary microvascular disease，CMD）更常见，这主要是由于冠状动脉的细小分支出现了问题。

临床中有一种非常奇特的心脏病称为"心碎综合征"，医学英文名称是"Heartbreak syndrome"。患者出现剧烈胸痛或呼吸困难，心电图表现出典型的 ST 段弓背向上型抬高，心肌坏死标志物轻度升高，急诊做超声心动图可见心脏心尖部球形扩张，心脏搏动能力减弱。但急诊做冠状动脉造影多数不见冠状动脉狭窄。该疾病的症状严重，但危险性相对不大，经过适当的对症治疗，一般数周或数月后，其心脏功能通常可以恢复

San

叁

女性患上急性心梗，原来是有这样的帮凶……

正常，大多数患者能够完全康复。

心碎综合征于 1990 年在日本首次被发现，病因通常是遭遇惊吓或在极度哀伤、愤怒的情绪波动时，交感神经过度兴奋，肾上腺素及其他化学物质影响到心肌肌肉的正常活动或使毛细血管骤然收缩，引发心脏病症状。据统计，55 岁以下女性该病的发病率是同龄男性的 9.5 倍，有学者认为这与激素和肾上腺素受体多少有关。

我们今天的这名患者，不具备上述的这些特点，尤其是超声心动图未见心脏扩大等表现，应该更多倾向于发生了冠状动脉痉挛病变。

导致冠状动脉发生痉挛的因素很多，包括吸烟、使用迷走神经阻断的药物、血管平滑肌亢进、内皮功能障碍和自主神经系统的不平衡。冠脉造影术中使用硝酸甘油可以看到冠状动脉痉挛缓解的现象，乙酰胆碱诱发试验对存在血管痉挛的患者来说，阳性率可以达到 50%。

血管痉挛的患者发生导致急性心肌梗死的概率比较低，病死率也比较低。病理机制为通过凝血酶生成导致血栓形成和使预防血栓的纤维蛋白溶解能力受损，但持续性发生血管痉挛的患者与动脉粥样硬化进展相关联。随着冠状动脉狭窄的发生和加重，冠状动脉痉挛的症状也会逐渐加重。

问题 3　哪类女性容易得冠心病？

答：对女性而言，冠心病危险因素和男性相同的是吸烟、血脂异常（尤其是低密度脂蛋白胆固醇增高和高密度脂蛋白胆固醇降低）、高血压、糖尿病；不同的是肥胖、围绝经期、口服避孕药同时吸烟、抑郁及其他社会心理因素的影响更为值得关注。

严重体重超标的女性发生冠心病的风险是体重正常女性的4倍，心肌梗死的发生风险为3倍，而年轻的女性更容易合并代谢综合征，这些人发生急性心肌梗死的概率比正常体重人群多出5倍。

女性合并糖尿病的患者发生冠心病的风险要高于男性，冠心病合并糖尿病的女性病死率是没有糖尿病患者的4~5倍。

吸烟者患冠心病的风险比不吸烟者增加7倍。对于年龄小于55岁的女性而言，吸烟同时服用口服避孕药更危险。在对50岁以下服用口服避孕药的女性进行调查发现，曾经吸烟的人即使已经戒烟了，与从来都不吸烟的女性人群比较，冠心病风险增加3倍左右。而目前还在吸烟的人（尤其是每天吸25支香烟以上）风险能再增加10倍以上。我们的这例患者本人不吸烟，但是她的丈夫烟瘾大，吸烟量多，她每天被动吸烟，加之她确实有服用口服避孕药的情况。所以要考虑这些是她发生急性心肌梗死的主要因素。

抑郁、焦虑、忧愁、工作压力、家庭内部矛盾、亲人离去，甚至童年不幸和生活磨难等社会心理因素也是影响女性冠心病发生的重要因素，因为女性较男性而言，更容易被情绪和情感所扰，发生心肌梗死、心脏性猝死的可能性大于男性。

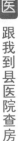

问题 4　女性冠心病症状又有什么特点吗？

答：女性经常出现头晕、失眠、烦躁，尤其是年轻女性，随着月经周期的变化相应出现一些精神萎靡、腹痛、恶心、周身乏力等多种症状，这些症状很容易混淆冠心病的诊断。大多数年轻女性基本不往冠心病处想，就像我们讨论的这位患者，一直认为是"胃病"，自行买药吃。

女性冠心病的症状确实也不典型，真正描述成"发作性胸骨后压榨性疼痛并向左肩背部放射"的"心绞痛"者寥寥无几。取而代之的通常是气短、憋闷、极度疲乏、弥散性胸痛、背部疼痛、出汗等。

女性发生冠心病之前有什么征兆吗？95% 的女性在发生冠心病前的几个星期会出现一些异常的不适，如筋疲力尽、不明疼痛、失眠、气短、胃部灼烧感及消化不良等。也有些人在发病之前会出现牙痛、咽部疼痛、后背部酸痛或心前区串痛；有些人会有心悸、恶心、轻度头痛、头晕不适。还有些人可能出现恐惧和焦虑感，不胜任体力活动。

问题 5　更年期对女性冠心病的发生会有什么影响？

答：就女性冠心病而言，可以将成年女性大致分成 4 组人群：育龄期妇女、绝经前期、围绝经期和老年妇女。以往对 60 岁或 65 岁以上的老年妇女所做的研究显示，冠心病发生率的男女性别差别已经不大。但是年龄为 40~45 岁时，处于绝经前期的女性患冠心病的风险陡增 13 倍；46~49 岁时围绝经期女性冠心病风险增加 1.5 倍，50~54 岁时更年期女性的冠心病风险增加近 1 倍。由此可见女性冠心病的发生有其独特性，实际上主要影响因素是雌激素。

冠脉造影证实动脉粥样硬化斑块破裂与 76% 的男性致死性心肌梗死有关，但是仅与 55% 的女性有关，斑块破裂在绝经前女性中尤其少见，这也许是雌激素的保护作用。

但有另外一种情形。在尸检研究中显示，女性与男性相比，斑块的侵蚀、糜烂，尤其在年轻女性发生这类病变的更多。特别是近年来随着光学相干断层扫描（OCT）等新技术的出现，斑块的侵蚀和糜烂能够被检测出来。

目前对女性急性心肌梗死病理生理学特点的认识正在逐步进行研究。斑块破裂、斑块糜烂和钙化结节是导致急性心肌梗死发生的 3 种主要病理变化。冠状动脉远端小血管微栓塞通常与斑块侵蚀、糜烂有关，而不是斑块破裂，这也可能是女性心肌梗死患者冠脉造影发现血管狭窄阳性率低的原因。

遗憾的是近些年来，用雌激素替代疗法治疗冠心病的研究结果显示：雌激素补充或替代没有预防冠心病发生的作用。由此可见，目前医学对女性冠心病的研究仍需加强。

问题 6　女性发生冠心病，应该如何治疗？

答：由于女性冠心病的症状不典型，加之很多女性害怕自己是过度紧张，往往就诊和治疗都不及时。再灌注治疗不充分，血管再通时间较男性长，因此女性患者住院时间更长，再住院率也高于男性。

女性急性心肌梗死的治疗同样强调血管的再通治疗，时

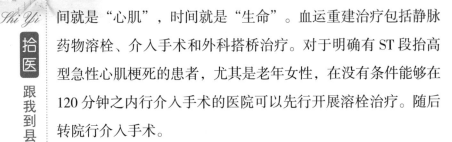

间就是"心肌"，时间就是"生命"。血运重建治疗包括静脉药物溶栓、介入手术和外科搭桥治疗。对于明确有 ST 段抬高型急性心肌梗死的患者，尤其是老年女性，在没有条件能够在 120 分钟之内行介入手术的医院可以先行开展溶栓治疗。随后转院行介入手术。

高龄女性往往合并糖尿病、高血压病和心力衰竭，无论给予哪种治疗措施，治疗后的并发症，如出血、休克、再次心肌梗死、卒中、术后肾功能不全的发生率和病死率都高于男性。接受外科搭桥治疗的女性患者术后更多地需要接受升压药物治疗、主动脉球囊反搏术、呼吸机支持、透析和输血。

治疗这例经过冠状动脉造影证实没有狭窄、不需要介入手术的患者，要遵循"去除病因、解除诱因"的原则选用适当的药物进行二级预防：

1. 抗血小板治疗：以往研究提示，没有明显血管狭窄的患者有 40% 左右存在血小板聚集表现。因此还是可以考虑使用。急性心肌梗死以后服用阿司匹林可以减少 20% 的男性和 16% 的女性病死率。减少 17% 的男性和 22% 的女性中风；而 P2Y12 受体抑制剂在两性之间没有统计学意义的差别。

由于女性出血发生率高，必要时抗血小板治疗需要按体重进行计算。阿司匹林的使用会增加育龄妇女的月经量。糖蛋白Ⅱb/Ⅲa 抑制剂的使用令死亡或心肌梗死的发生率显著降低，但女性对糖蛋白Ⅱb/Ⅲa 抑制剂治疗效果可能稍差。

2. β 受体阻滞剂：心肌梗死后使用该类药物可以减少 21%

的病死率，30% 的猝死和 25% 的再梗，其作用与男性比较没有差别。但是要注意，如果考虑急性心肌梗死是由冠状动脉血管痉挛引起的，应该避免使用非选择性 β 受体阻滞剂，因为阻断冠状动脉上的 β2 受体会加剧血管痉挛。

3. 他汀类药物的获益也与男性相当。他汀类药物能够使冠心病死亡风险降低 40% 左右，减少一多半的复发性心肌梗死。

4. 应用血管紧张素转化酶抑制剂或血管紧张素受体拮抗剂治疗，能够减轻左心室重构，提高生存率。

5. 雌激素替代、抗氧化剂、维生素、叶酸等治疗措施。目前确实没证据证明它们有利于冠心病，二级预防药物应该不用或及时停掉。

以上是针对女性心肌梗死的一般治疗原则，鉴于我们考虑患者病因以冠状动脉痉挛为主，同时合并高血压，而且心率不快，所以在药物选择时建议加用二氢吡啶类钙拮抗剂，如氨氯地平，这类药物具有非常明确的抗冠状动脉痉挛作用。

问题 7　对该女性冠心病患者，如何进行生活方式指导？

答：1. 戒烟：戒烟是最好的预防女性冠心病的有效方法。戒烟 1~2 年后，冠心病的发病次数开始明显减少；戒烟 10~15 年，其危险度就可以和从未吸烟的患者达到一致。本例患者是被动吸烟的受害者，要教育和劝嘱其家人戒烟。

2. 饮食：多吃蔬菜、水果、鱼类、豆类和全麦谷物，不吃油炸和烘烤的食物，以减少不饱和脂肪酸的摄入。减少钠盐的摄入量。

3.控制体重使 BMI 为 18.5~24.9，腰围小于 80cm。肥胖者要慢慢减轻体重，6 个月达到减少体重 10% 的目标，体重反弹会增加心脏病的发生概率。

4.适度活动：推荐有氧运动，每周 3~4 天要进行 30~60 分钟的锻炼，最好能达到中等量的活动。

5.关注心理及社会危险因素（如抑郁、焦虑、压力、婚姻冲突、社会环境等）的影响，及时疏导情绪，改善睡眠。

问题 8　该女性冠心病的预后如何？怎样安排她的定期随访？

答：患急性心肌梗死以后第 1 年的病死率男性约为 19%，女性约为 26%。5 年内病死率为男性 47%，女性 36%。女性更容易发生心力衰竭和心源性休克。与老年女性比较，年轻女性冠状动脉痉挛患者的 5 年生存期明显缩短。

对我们查房的患者来说，这位患者的预后应该是很好的，可以给出以下建议来防止再次心肌梗死的发生，最大限度地保护心功能：

1.建议她的丈夫戒烟。

2.有条件的情况下进行心脏康复治疗：目前我国大多数患者在发生心肌梗死后并未参与心脏康复训练。如果没有条件，逐步恢复正常生活，经常活动。

3.控制高血压：患高血压人群的冠心病发病率较非高血压人群的增加 36%。女性高血压引起心肌梗死的概率大于男性，尤其老年女性单纯收缩压增高的人较血压正常的女性患冠心病的风险增加了 3 倍。理想血压或合并糖尿病时，血压要控制在

120/80mmHg 以下，一般人群至少在 140/90mmHg 以下。嘱咐该患者每个月来门诊随访，检测血压，及时调整降压药物。

4. 血脂：对女性而言，理想的目标是低密度脂蛋白小于 100mg/dl，高密度脂蛋白胆固醇大于 50mg/dl，甘油三酯小于 150mg/dl。该例患者诊断为急性心肌梗死，已经属于很高危分层，她的血脂目标是低密度脂蛋白小于 70mg/dl，未达标，要适时调整他汀类药物的使用量。

【查房总结】 >>>>>>

女性冠心病是危害女性健康的主要疾病之一，女性冠心病，尤其是急性心肌梗死的发病率逐年上升。由于女性冠心病与男性相比具有不同的特点，表现为绝经前期和围绝经期这一年龄段的女性冠心病发病率明显升高，这些人群又最容易被忽略，因此要格外给予关注。

女性冠心病大多没有典型的胸痛症状，即便因胸痛或无创检查发现缺血证据而接受冠脉造影的女性患者中，近 60% 不存在限制血流的冠脉狭窄，而采用新的检测手段可以发现如斑块侵蚀、糜烂这些女性易发病变。

女性血管细小，急性心梗再发率高，易并发脑梗死，尤其未行血运重建、糖尿病、高血压和心力衰竭的女性预后较差，虽然男女患者术后再狭窄率相似，但女性术后并发症显著增多。

女性患者行血管重建治疗获益显著，但是微小血管病变和冠状动脉痉挛更主要的治疗方法是通过改变生活方式、解除心理和社会影响因素及药物保守治疗，大概有 50% 的心脏病患者通过改善生活方式可以预防发作，因此对女性冠心病患者要更加强调结合人文措施的个体化管理。

【诊治流程与思路】 >>>>>>

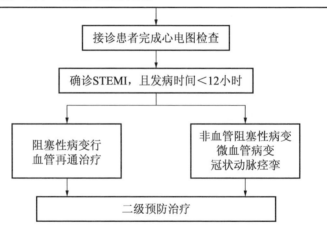

女性出现不明疼痛、失眠、气短、胃部灼烧感及消化不良等。牙痛、咽部疼痛、后背部酸痛或心前区串痛、心悸、恶心、轻度头痛、头晕、恐惧和焦虑的感觉

↓

接诊患者完成心电图检查

↓

确诊STEMI，且发病时间＜12小时

↓

阻塞性病变行血管再通治疗 　　非血管阻塞性病变 微血管病变 冠状动脉痉挛

↓

二级预防治疗

- 浏览本章更多精美图片

  请扫描二维码

肆

关节疼痛，怎么会是心脏病……

2016 年 8 月 28 日
江西省赣州市寻乌县

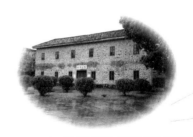

寻乌县其实本是个最平常不过的地方,地处江西省东南端,为赣、闽、粤三省交界区,县辖的地图外形像展翅的雄鹰。建县迄今已有400多年的历史,但由于地处偏僻山区,丘陵占全县总面积的75.6%,故旧时也不为众人所驱,百姓如常耕种、纺织、赶集、唱戏。

寻乌成为全国著名的"圣地"是源于1930年5月毛泽东在此完成的《寻乌调查》。在一座由老式教堂改建成的寻乌革命历史纪念馆内,冯扬副馆长亲自为我们做了讲解,她于1987年毕业后到此工作至今,现每年接待几万名慕名而来的参观者,2004年纪念馆被评为江西省爱国主义教育基地(图4.1)。

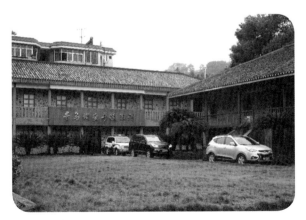

图 4.1　寻乌革命历史纪念馆

细雨洗刷去往昔的浮尘,几栋二层小楼,石墙、灰瓦、红连廊映衬在青草绿丛之间,低调朴实。对面的红军医院墙实、窗紧，大门樘伫立在庭院青石板上，恬静端庄（图 4.2）。

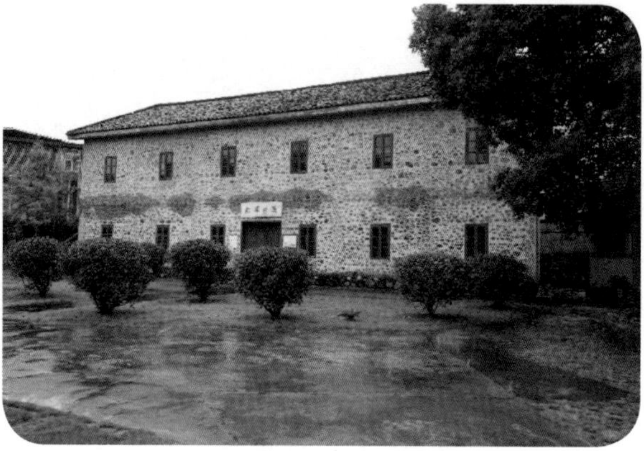

图 4.2　红军医院

顾不上参观纪念馆内商周时期的陶罐，最吸引我的是墙壁上第二次国内革命战争时期的珍贵照片和历史文物。深刻地感受毛泽东思想内涵的三个部分都是不可错过的：

第一部分：没有调查就没有发言权。我小的时候是人人都会背诵“毛主席语录”的年代，我还能清楚地记得那个时候，无论你想表达什么意思，开头都是先来上一句“毛主席教导我们说”才会怀着敬意继续说下面的话。毛主席教导我们“没有调查就没有发言权”，时至今日听了讲解，看到当时的照片再次心怀崇敬地领会这句话的意义。

从那些泛黄的调查表中可以看出毛主席所做的调查是经过精心设计和考量的。一把大铁壶、几条木板凳，多种问卷式设计的表格，每天请不同的抽样对象前来访谈，对当时的城镇各界有代表性的人群做深入、细致的调查。毛主席将当时各个阶层的人数、财产、革命的态度做了详实的记录，与我们今天的医学研究中运用循证医学研究数据采集的方法非常近似。

毛主席所做的调查结果使他认清当时中国农村和小城市的经济状况，明确了哪些人是有把握参加革命者，哪些人是可以团结和宣传的中间分子，哪些人是应该打倒的对象，这样革命才能够做到"有的放矢"。

当时其实很多人盲目地陶醉在"全国革命高潮就要到来"的过度乐观情绪之中，少部分人悲观失望，看不到长远未来目标，这些调查报告为后来开展的中国共产党领导下的土地革命，巩固农村革命根据地提供了有力的依据。

借鉴这种"有的放矢，先了解再行动"的思想同样有助于今天医院的发展和医生诊病思维模式的提高。犹如我们对患者病史了解得越多、越全面，对疾病诊治的概念越清晰、越深入，误诊、误治发生的可能性就越小。

第二部分：到群众中做实际调查。毛泽东思想的形成不是凭空捏造或闭门造车。他选择寻乌作为调查地点也是极用心的。寻乌位于赣、闽、粤三省交界处，山高林密，特别是东江发源于此地，水系发达，河流众多，交通相对便利，是商品流通的中传站，人群构成复杂，涵盖有各个阶层。所以毛主席能够列出周密的调查提纲，选出干部、农民、秀才、狱吏、商人、钱粮师爷等代表着农、工、商各阶层的人来畅谈，真正可以走到群众中去，最广泛地调查现状。

毛主席调查的内容包括寻乌县的地理环境、交通、经济、政治、各阶级的历史和现实生活。全城人口 2684 人，农民占 60%，手工业者占 11%，游民占 10%，地主占 3%，商人占 6%，性工作者 6%，政府机关占 4%，这在很大程度上反映出当时中国以农业和手工业为主导的社会现状。

手工业包含制酒、制烟、裁缝、木器、打铁、理发等行业，毛主席对各领域的规模、资本、盛衰、雇工，以及政治态度都详实具体的做出记录。同样，又将地主根据其特征、数量、收租情况和所占土地的比例用严格的界定标准划分为祖宗地主、神道地主、政治地主、大地主、中地主和小地主。80 多年前的这样务实、严谨的态度和信度让人心服口服，令后人赞叹！

第三部分：调查就是要解决问题。经过对 11 名寻乌各阶层的代表进行为期 20 天的调查后，毛主席在掌握了大量的、详实的资料后写成《反对本本主义》，这是毛泽东"实事求是"思想形成的基础，也为中国共产党后来继承者的行为制定出准则。对医疗工作也有指导作用，特别是体现在个体化诊疗方面。

医学也是知识发展、技术更新很快的领域，需要不断地学习、提高、进步，不能死套书本。

寻乌这片具有光荣革命传统的红色故土，不仅雄才辈出，而且风光奇俊。从寻乌回北京要经赣州机场，路过金昌县境内的"汉仙岩"，这是绝对不能错过的美景。据传当年的八仙之一的汉钟离在此修行得道成仙，人说"山不在高，有仙则灵"，可能讲的就是此处。

山峰的确没有太高，相对海拔不超过 600 米，但它所代表的典型的丹霞地貌所展示出的宏伟气势却似鬼斧神工。不知道是哪朝哪代的先驱者在崎岖的山石缝隙间开凿出一条嶙峋的丛间小路。蜿蜒的山路不时地呈现"山尽路断疑无路，垂直攀下又见树"的奇观，宽处登顶数十里外云海翻腾，窄处侧身低头屏气快步挤过一线峡谷（图4.3），云中有树，崖壁有苔。参天古树裸露出沧桑的身躯，如蟒蛇似飞龙。智者早已根据石的外形分别取名帽石、壁立万仞、问天台、天根、月窟、舍命烧香、仙姑鞋、神豹、神马、神龙、神虎、三龟觅仙、巨蟒探水、双蟒出水、田螺伏岸、寿星观景、猿猴望天、和尚背尼姑等景观。

远眺汉仙湖水碧蓝如宝石，恬静如睡莲。

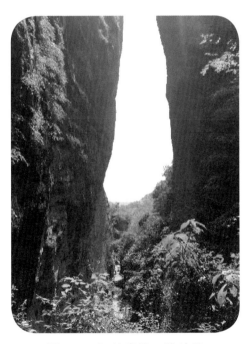

图 4.3　汉仙岩的一线峡谷

迈进寻乌县城，这里已经是高楼林立，外观上看不出与其他城市有什么不同，黄岗山公园里，一群快乐的妈妈们身着彩绸衫，手握红缨长剑，踢腿劈叉，下蹲上翻，英姿不逊于专业运动员。能给陌生人这么灿烂的微笑，倒是真真切切地展示了寻乌百姓如今幸福和满足的生活。

寻乌的美食久有传颂，标准的客家饭做工讲究，尤其是那寓形于意的文化韵味，一只烤得金黄的鸡竖着立在盘中，头后仰、颈弯曲，如醉如痴，菜名有人说叫"一夜激情"，配诗《忆江南》，但我更愿意它是"引吭高歌"，配曲《明天会更好》（图4.4）；"芋禾肥肠"是用泡酸了的芋头茎炒肥肠，香而不腻；那种北京街头随处可见的紫色花儿被厨师裹上面汁儿油炸，咬起来香香脆脆，带出些丝丝的甜味；名叫"五指毛桃龙骨汤"的菜品味道在北方是吃不到的。五指毛桃为桑科无花果属植物的根部，其性平味甘，具有健脾补肺、行气利湿、舒筋活络的作用，可以用来治疗食欲不振、消化不良、肺虚咳嗽、腰腿疼痛等病症，配以腔骨煲汤，这是客家人将食材与健康完美结合的最好体现；"白萝卜炒牛肉"很有创意，萝卜脆、牛肉软，当地牛肉的确品质优良；"麻包豆腐煲"的名字朴素内敛，实际做工精细、口味独特，掏空的豆腐填进肉糜油炸后炖烧，可不是那么省事；那盘长相酷似蝌蚪的饮品其实是"百香果"鲜榨汁，不但外观美，口感与它的名字更相符。

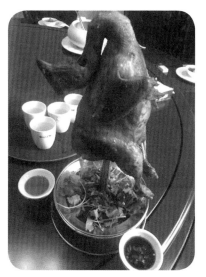

图 4.4　"一夜激情"还是"引吭高歌"?

　　饱餐美食后逛老城,品如今寻乌人的怡然自在生活,怎么也难与几十年前毛主席做考察报告时的市井生活联系起来。

　　寻乌县城的总体规划也是一河两岸,分为老城区和新城区。

　　要去查房的寻乌县人民医院始建于 1935 年,从早年几十个人的长宁镇医院发展到今日的如此规模(图 4.5),很不容易。2015 年 10 月 18 日在新区落成的医疗大楼,外观呈"凹"字,占地 4500 平方米,高度是 9 层,向南的一侧为门诊、办公楼,阳光照耀着每个方位、角落,到处充满着能量。

　　住院部的两栋楼位于门诊的两侧,这种连续的"凹"型是为了方便患者的转运,是医院特别精心的设计。一侧内科,另一侧是外科。有点遗憾的是,一旦有跨科室会诊时路程有点远。

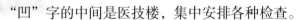

"凹"字的中间是医技楼，集中安排各种检查。

寻乌县人民医院院长是心血管内科出身，对业务的发展热情又懂行。他告诉我医院实行"院务委员制"，1 名正院长3 名副院长，内科的科室没有明确的分科，3 个病区各自有 45 张床位，内三科主任是江西省人民医院毕业的研究生，神经内科专业，已经在此工作 9 年，目前县医院这样的人才还不多。

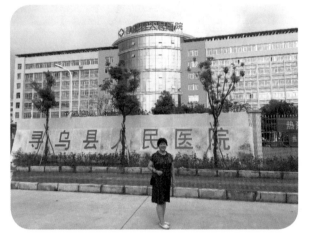

图 4.5　寻乌县人民医院

科主任大都在三级医院进修过，在与院长的交谈中，他特别提到北京各大医院目前在做的住院医规范化培训，认为基层的继续教育也特别需要这种"行业标准化"的培训。经过培训后的医生水平更趋向一致，更重要的是，建立医生自我学习的良好习惯。

这次我来做教学查房是他们想改进医疗质量、培养自己的年轻医生队伍的继续教育计划项目之一，还特别请科教科的负

责人安排组织人员参与学习，并希望这样的教学方式能够在医院传承下去。（图 4.6）

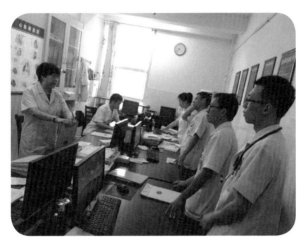

图 4.6　在寻乌县人民医院进行教学查房

教学查房病历简介

　　患者 52 岁，女性，农民。入院前 2 天在地里干活时突发憋气，无明显胸痛，随后家人将其搀扶回家，当天夜里数次憋醒，后半夜基本不能平卧。1 天前到当地诊所就医，怀疑是"肺炎"给予输注"抗感染药"治疗，输液过程中患者憋气逐渐加重，并咳出大量粉红色泡沫痰，家人急忙将其送来县医院。

【查房的目的】>>>>>>

　　1.掌握急性左心衰竭的病因、诱因和急性左心衰竭的诊断标准。

　　2.掌握急性左心衰病情的评估、治疗原则与进展。

　　3.熟悉心力衰竭和二尖瓣狭窄患者缓解期的生活方式指导和药物治疗原则。

　　4.了解二尖瓣狭窄的病理机制与血流动力学异常表现。

　　5.了解二尖瓣狭窄患者介入和手术治疗的适应证、疗效。

【需要补充的病史】>>>>>>

　　患者为一名中年女性，劳累时突然发生胸憋，随后发展成渐进性的呼吸困难，以及夜间不能平卧和后来咯粉红色泡沫痰，这是典型心源性呼吸困难的临床表现，考虑是急性左心衰竭。

我们知道任何一种心脏病到了晚期都可以出现急性左心衰。同样，其他多种疾病也可以在加重或治疗过程中引发急性左心衰，补充病史对患者的诊断和鉴别诊断就格外重要。

追问患者干活时没有用力过猛或者受伤，基本除外气胸、骨折等情况；不伴有发热、咳嗽、咳痰，以及咯血，除外肺炎、肺栓塞等呼吸系统疾病；一直没有明显的胸痛、出汗，不符合冠心病、心绞痛和心肌梗死的症状。

这里需要重点强调的是，对一名农村妇女，应该更关注她是否有心脏瓣膜病的问题，尤其是"风湿性心脏病"。过去由于经济条件差，大多数人有些小不适也不能及时就医。这位患者确实被问出了年轻时有大关节游走性疼痛的病史，而且经常"感冒"，让我们的诊断思路有了起点。

【重点体检】>>>>>>

T：36℃，P：98 次 / 分，R：20 次 / 分，BP：110/70mmHg。神志清楚，消瘦体型，BMI 17.5kg/m^2。

患者面色晦暗、双侧颧骨面颊紫红、口唇轻度发绀是典型的风湿性心脏瓣膜病二尖瓣狭窄面容。未见颈静脉怒张提示右心功能尚好。双肺可闻及大量细湿性啰音，表明的确存在肺瘀血。心尖搏动位于胸骨左侧第五肋间锁骨中线内 0.5cm，各瓣膜区未触及震颤，心脏叩诊胸骨左缘第 2、第 3 肋间心浊音界向左扩大，提示患者的左心房有扩大；听诊心律整齐，心率98 次 / 分，心尖部可闻及低调、舒张中晚期递增型隆隆样杂音，患者左侧卧位时更加明显，符合二尖瓣狭窄的杂音变化。无心包摩擦音。腹软，无明显压痛、反跳痛及肌紧张，肝脾未触及肿大。双下肢无凹陷性水肿，周围血管征阴性。

【辅助检查】>>>>>>

1.该患者从诊断角度来讲最重要的是做超声心动图（心脏彩超），这项检查的主要作用是通过无创方法了解心脏的结构和功能，一方面解读瓣膜形态情况；另一方面了解患者的心脏瓣膜工作状态。超声心动图是明确和量化诊断二尖瓣狭窄的比较可靠方法。

大多数县医院心脏彩超有三种测量方法：

（1）M型（motion mode）超声心动图，这是最基本的一种方式。通过超声探头方向改变，从心底向心尖部弧形转动来探测心脏不同部位的结构，记录超声束透过心脏各层结构界面随着时间运动的曲线，横坐标表示时间，纵坐标表示距离。同步记录心电图，这种方式可以观察到：①EF斜率降低，"E"代表二尖瓣前叶舒张早期开放点，"F"代表舒张中期左心室快速充盈后二尖瓣前叶几近关闭点，两点之间的斜率代表二尖瓣叶开放至关闭的速度，称为EF斜率。②二尖瓣心房收缩期最大血流（A峰）消失。③二尖瓣后叶前向移动和瓣叶增厚。

（2）二维超声心动图：可显示狭窄瓣膜的形态和活动度，并测绘二尖瓣口面积。二维超声心动图克服了M型超声心动图的限制，M型超声心动图只能记录心脏结构的一维图像，而二维超声心动图基本上是用3个相互垂直的平面，命名为长轴切面、短轴切面与四腔心切面。这种心脏实时切面显像更适用于评价心肌收缩异常和估计心室功能。

二维超声心动图可以从二维空间显示心脏大血管不同方位的断层结构、毗邻关系与动态变化，适合超声造影、经食管超声等应用。正常二尖瓣口面积为4~6cm^2。发生瓣口狭窄时可根据测量的面积将狭窄分成3度：小于2cm^{2}为轻度狭窄，小于1.5cm^{2}为中度狭窄，小于1cm^{2}为重度狭窄。

（3）多普勒超声心动图（doppler echocardiography），也称D型超声：包括连续波、脉冲波和彩色多普勒血流显像。它的原理是心脏内血液中有很多红细胞，红细胞能反射和散射超声，红细胞朝向探头运动时，反射的声频增加，反之则降低。这种红细胞与探头做相对运动时所产生声频的差值可以显示血流的速度、方向和血流的性质。

多普勒超声心动图可以在二维图像监视定位情况下，描记出心脏内任何一点血流的实时频谱图，也就是我们看见的五彩血流或是上下移动的曲线图。E峰是左心室舒张早期最大血流，A峰是二尖瓣心房收缩期最大血流，测定两者的数值是反映心脏舒张功能的指标。正常应该是E峰大于A峰的，但是在舒张功能下降时候，可以反过来A峰大于E峰。

该患者的超声心动图显示：舒张期二尖瓣前叶呈圆拱状，后叶活动度减少，交界处粘连融合，瓣叶增厚和瓣口面积缩小为1.89cm^2，轻度狭窄。多普勒超声心动图显示：二尖瓣狭窄表现为二尖瓣瓣口血流流速加快（＞1.3m/s），提示跨瓣压差增高，压力减半时间（PHT）延长。

2.该患者从鉴别诊断治疗角度来讲，做的相关辅助检查应该是B型脑钠尿肽（Brain natriuretic peptide，BNP）。

回报的患者检查结果：BNP 4574pg/ml，为明显升高。

BNP主要是由心室肌细胞合成的具有生物学活性的激素。心肌细胞所分泌的BNP先以108个氨基酸组成的前体形式存在，在心肌细胞受到刺激时，活化酶可以将其裂解为76个氨基酸组成的无活性直线多肽和32个氨基酸组成的活性环状多肽，释放入血循环，分别被称为氨基末端脑钠肽前体（N-terminal-proBNP，NT-ProBNP）和BNP。由于前者更能够反映心肌细胞的受损状态，所以很多医院的实验室可以直接测定NT-proBNP。

当左心室功能不全时，由于心肌扩张而快速合成BNP并释放入血，它可以促进机体排钠、排尿，同时具较强的舒张血管作用，可对抗肾素-血管紧张素-醛固酮系统（renin-angiotensin-aldosterone system，RAAS）的缩血管作用，有助于调节心脏功能。BNP小于100pg/ml一般可排除急性心衰。

BNP明显升高可以作为心衰定量标志物，不仅反映左室收缩功能障碍，也反映左室舒张功能障碍、瓣膜功能障碍和右室功能障碍情况。对预后判断有重要意义。

当然，BNP升高也不仅仅是心衰独有的指标，BNP在100～400pg/ml时可能由肺部疾病、右心衰、肺栓塞等情况引起。

3. 该患者从治疗角度来讲做的辅助检查应该包括

（1）血常规和血沉：心脏瓣膜病很重要的一个并发症就是感染，甚至出现感染性心内膜炎，细菌附着在瓣叶表面，聚集形成赘生物，一旦发生感染性心内膜炎，就可以加重心衰，甚至贫血。所以要关注有无白细胞升高、贫血等。该患者血常规基本正常。

血沉可以反映患者是否存在风湿活动，但本例患者血沉没有检查，可以补检。

（2）生化：血糖、血脂正常，ALB 36.7g/L，Cr 82umol/L，尿酸 238umol/L。

（3）D-二聚体（D-dimer）检查：此检查可以协助排除肺栓塞。

（4）动脉血气分析：常规的情况下不是必做项目，如果监测血氧饱和度低或是考虑存在酸中毒、电解质紊乱时可以有助于指导治疗。

（5）胸部X线片：可见患者胸片后前位表现为左心缘变直，右心缘有双心房影，这是左心房增大的原因。如果有条件做心脏三位相的话，同样原因左前斜位可见左主支气管上抬，右前斜位压迫食管下段后移。右心室增大，心脏顺钟向转位，表现出梨形心。两肺都有肺瘀血表现，纹理增多，没有胸腔积液。

（6）心电图：该患者心电图大致正常。重度二尖瓣狭窄可有"二尖瓣型P波"，表现为P波宽度大于0.12秒，伴切迹，P_{v_1} 终末负性向量增大。QRS波群示电轴右偏和右心室肥厚表现。

【诊断】 >>>>>>

至此该患者的心脏病诊断明确为：

◆ 急性左心衰竭。

◆ 风湿性心脏瓣膜病。

二尖瓣狭窄（轻度）。

【诊断依据】 >>>>>>

综合患者病因（劳累诱发）、病史（有大关节游走性疼痛及反复的上呼吸道感染）、症状（渐进性呼吸困难）、体征（二尖瓣面容、口唇轻度发绀、双肺可闻及大量细湿性啰音、心尖部可闻及低调和舒张中晚期递增型隆隆样杂音）及客观检查（BNP升高，超声心动图提示心脏舒张期二尖瓣前叶呈圆拱状，后叶活动度减少，交界处粘连融合，瓣叶增厚和瓣口面积缩小，$1.89cm^2$ 为轻度狭窄。跨瓣压差增高）做出。

【危险分层评估】 >>>>>>

1. 针对二尖瓣狭窄：2014 年 3 月 3 日，美国心脏协会和美国心脏病学会（AHA/ACC）发布了《2014 年心脏瓣膜病患者管理指南及执行摘要》，根据瓣膜解剖病变的严重程度、对血流动力学的影响，以及二尖瓣狭窄对左心房、肺循环血流受阻的程度和临床表现，将疾病分为 4 个阶段：

A 期（有风险）：是指那些有危险因素的患者。

B 期（进展性）：轻度到中度狭窄但尚无症状的患者，左心房轻度到中度扩大，静息时肺动脉收缩压（pulmonary artery systolic pressure，PASP）正常。

C 期（无症状重度）：患者虽然无症状但已达到重度二尖瓣狭窄病变，PASP > 30mmHg。

D 期（有症状重度）：患者出现了临床症状。

该患者的目前已经有急性左心衰表现，因此应属于病情比较重的阶段。风湿性心脏瓣膜病的进展相对来讲还是比较缓慢，国外曾有学者对 103 名二尖瓣狭窄的患者做了 3 年多的随访，结果显示二尖瓣口面积平均每年减少 $0.09cm^2$。

尽管二尖瓣口狭窄的变化速度比较迟缓，但是心脏血流动力学改变对左心房和右心室的形态和功能却可以有快速影响。当出现前述的诱因时，患者心脏失代偿，导致患者出现临床症状。

2. 针对急性左心衰竭（acute heart failure，AHF）：AHF 的临床严重程度常用 Killip 分级。

Ⅰ级：无 AHF。

Ⅱ级：AHF，肺部中下肺野湿性啰音，心脏奔马律，胸片见肺瘀血。

Ⅲ级：严重 AHF，严重肺水肿，满肺湿啰音。

Ⅳ级：心源性休克。

根据此标准，该患者已经达到Ⅲ级。

【讨论】 >>>>>>

问题 1　急性心力衰竭怎么定义？

答：2016 年 欧 洲 心 脏 病 学 会 （European Society Of Cardiology，ESC）心衰指南与中国 2014 心衰指南一致定义急性心力衰竭是心衰症状和体征突然发作或短期内恶化加重，引起血流动力学异常，导致急性肺水肿或心源性休克，需要紧急住院治疗的、危及生命的紧急情况。AHF 的临床表现形式包括 75% 的既往心衰恶化、23% 的首次心衰发作与 2%~5% 的难治或终末期心衰。

问题 2　什么是左心衰竭？

答：心力衰竭在临床中又可分成左心衰竭和右心衰竭。大多数的急性左心衰竭是由于左心室的收缩或舒张功能受损（前者多见于急性心肌梗死患者，而后者在高血压患者中多见），导致肺循环瘀血，患者突发严重呼吸困难，呼吸频率常达每分钟 30~40 次，端坐呼吸，面色灰白、发绀、大汗、烦躁，同时频繁咳嗽，咳粉红色泡沫状痰。单纯的急性右心衰竭较少见，主要病因为肺梗死、严重肺源性心脏病及某些先天性心脏病，以体循环瘀血为主要表现，患者出现颈静脉怒张、肝脏增大、双下肢可凹性水肿。

问题 3　该患者的急性左心衰有什么特点？

答：单纯二尖瓣狭窄引起的是一种特殊类型的心衰。它不涉及左室收缩和舒张功能的受损，而是由于二尖瓣狭窄使心脏舒张时血流进入左心室的阻力加大，血流进入左心室量减少，左心房压力逐渐增高，导致肺静脉和肺毛细血管压力增高，形成肺瘀血；一旦出现肺动脉高压，又影响到右心室收缩时做功增强，久而久之，右心室扩大，心脏呈"梨形"改变。

问题4　该患者为何突发急性左心衰？她是原有心脏病加重还是继发于其他情况？

答：近年的国外和国内指南都着重强调了急性心衰的病因和诱因。病因有心脏疾病和非心脏疾病病因，就心脏病而言，任何一种器质心脏病都可以发生急性左心衰，急性冠脉综合征（ACS）是最主要的心衰病因，其他病因包括心脏瓣膜病、高血压危象、心包填塞及围手术期心肌病等；非心脏性病因也是多种多样，如急性肺栓塞，高心排出量状态（贫血、败血症、甲亢），快速大量输液导致容量负荷过重等。急性心衰的发作通常都有一定的诱因，包括感染、快速房颤、支气管哮喘、肾功能异常、饮食或药物治疗依从性差等。

二尖瓣狭窄患者容易出现呼吸道感染，表现为抵抗力下降，容易出现感冒症状。但患者此次发病前没有感染先兆，故此次发病另有原因。二尖瓣狭窄患者最早期是出现的劳力性气短、心慌，后在肺瘀血的基础上，很容易合并细菌感染，经常被诊断为"肺炎"，正如我们的这位患者，输液过多、过快可以引发和加重急性左心衰竭。由于肺静脉压快速升高，肺毛细血管压随之升高，使血管内液体渗入到肺间质和肺泡内，形成急性肺水肿。

该患者地里干活时发作呼吸困难，曾经接受静脉输液，追

肆
关节疼痛，怎么会是心脏病……

问患者确实是在 1 个小时内输液体 250ml，输液速度过快是非常常见的诱发急性左心衰的因素。

问题 5　该患者为什么会出现二尖瓣狭窄？

答：二尖瓣狭窄的最常见病因为风湿热。2/3 的患者为女性。约半数患者无急性风湿热史，但多有反复链球菌扁桃体炎或咽颊炎史。有一句医生常讲的话，就是"风湿病时的链球菌感染是舔关节、咬心脏"。每一次"上呼吸道感染"对患者而言都是对心脏的一次损害。急性风湿热后，至少需要 2 年才能形成明显二尖瓣狭窄，多次发作急性风湿热较一次发作出现二尖瓣狭窄的时间要缩短。

该患者具备上述风湿性心脏病的特点，因南方天气潮湿、冬天阴冷，患者从十几岁起就经常有双膝关节和肩关节游走性疼痛史。这种反复关节痛提示最有可能诊断风湿性心脏瓣膜病。其他少见病因，如先天性畸形或结缔组织病（如系统性红斑狼疮心内膜炎等）均未有明显证据。

问题 6　风湿热（链球菌的感染）对心脏造成了那些伤害？

答：风湿热主要由甲组乙型溶血性链球菌感染引起，对心肌和心脏瓣膜都会造成损害，风湿性心肌炎多发生在青少年人群。当风湿活动累及心脏瓣膜时称为风湿性心脏瓣膜病，简称风心病。

心脏瓣膜部位病理分为三期：

（1）炎症渗出期：心脏的瓣膜出现炎症反应，瓣膜肿胀变性。

（2）增殖期：由于瓣膜长期处于充血水肿状态，瓣膜逐渐发生纤维样变性、坏死结缔组织增生引起瓣膜增厚变形，失去弹性。

（3）瘢痕形成期：由于胶原纤维等增生，形成瘢痕。

病变主要是从瓣膜的边缘和基底部开始，逐渐扩大到瓣膜全部，甚至累及腱索和乳头肌，使瓣膜交界区的瓣叶粘连，增厚、变硬，腱索融合、缩短，瓣膜口变小，狭窄的二尖瓣呈漏斗状，瓣口常呈鱼口状。瓣叶钙化沉积有时可延展累及瓣环，使瓣环显著增厚，阻碍血液正常流动。

如果风湿热主要导致腱索的挛缩和粘连，所致瓣膜交界处的粘连很轻，则主要出现二尖瓣关闭不全。

问题7 风心病二尖瓣狭窄患者病情如何进展，是否可以早发现、早治疗？

答：1.该病患者早期容易受凉感冒，劳累或活动时出现咳嗽，甚至咳痰带血丝。长期慢性肺瘀血能导致肺静脉压力升高，支气管黏膜下血管扩张，一旦破裂可引起大咯血。特别是上呼吸道感染时合并大关节的游走性疼痛，这种关节痛当时表现出红、肿、热、痛，但治疗后不留运动障碍及畸形。

2.呼吸困难是二尖瓣狭窄患者的主要症状，表现是渐进性的，也就是早期干重体力活时会出现气短、心悸；随后是在轻体力劳动时发生；再后来是夜间阵发性呼吸困难，患者睡梦中被憋醒，坐起后休息可以自行缓解，其发生机制包括睡眠平卧血液重新分配使肺血量增加、夜间迷走神经张力增加、小支气管收缩、横膈抬高致肺活量减少等；再发展就是不能平卧，因平卧时回心血量增多，同时横膈上抬，呼吸更为困难，即所谓的"端坐呼吸"。

3. 长期慢性心排血量不足可以导致患者出现乏力、头晕、心慌，食欲不振有可能是因为胃肠道瘀血导致的消化不良，要警惕患者发生急性心衰。

4. 尿量减少。严重的左心衰竭发生时首先是肾的血流量明显减少，患者出现少尿。长期慢性的肾血流量减少可出现血尿素氮、肌酐升高并出现肾功能不全的相应症状。

5. 下肢浮肿，腹胀，腹水，肝、脾肿大等提示心脏失去代偿能力，发生了右心功能不全和全心功能不全。

问题 8　患者的治疗方案如何？诊断急性左心衰竭要做些什么？

答：针对该患者的治疗管理应该包括 3 个方面：急性期纠正左心衰治疗；缓解期原发病治疗；出院指导。

急性左心衰竭时的缺氧和呼吸困难是致命威胁，必须尽快收入院治疗。治疗的方法包括：

1. 血压、心电图和指尖血氧饱和度监测。

2. 患者取坐位，双腿下垂，必要时用布带（血压计的袖带也可以）轮流捆扎四肢，以减少静脉回流。

3. 氧疗：明显有缺氧表现时，立即高流量鼻管给氧，对病情特别严重者可采用面罩呼吸机持续加压（CPAP）或双水平气道正压（BiPAP）给氧，使肺泡内压增加，一方面可以使气体交换加强；另一方面可以对抗组织液向肺泡内渗透。如果患者的神志不清可以给予气管插管。

4.镇静：吗啡 3~5mg 静脉注射，一方面使患者镇静；另一方面舒张小血管，减轻心脏负荷。但近几年的临床研究文献报道，吗啡可能增加患者的病死率，所以不推荐常规使用。严重呼吸抑制已显示紫绀、颅内压升高、支气管哮喘、排尿困难及严重肝功能不全及休克尚未纠正控制前，患者禁用吗啡。

5.快速利尿：呋塞米 20~40mg 于 2 分钟内静脉推注，有利于缓解肺水肿，随后可以根据病情静脉泵入或滴注。如果是慢性心衰急性加重，对以往服用呋塞米的患者可以选择等剂量静推。

6.血管扩张剂：根据患者的血压使用血管扩张剂，收缩压 ≥ 110mmHg，先给患者舌下含服硝酸甘油或静脉输注；收缩压 ≤ 90mmHg，给予补液或静脉使用多巴胺；收缩压 ≥ 160mmHg 考虑硝普钠静脉滴注。

7.正性肌力药：不常规推荐给血压正常的患者使用。根据病情需要常用以下药物：

（1）多巴胺：小剂量多巴胺 [< 2μg/（kg·min），iv] 可降低外周阻力，扩张肾、冠脉和脑血管；中等剂量 [> 2μg/（kg·min）] 可增加心肌收缩力和心输出量，有利于改善 AHF 的病情。但大剂量 [> 5μg/（kg·min），iv] 时，因可兴奋 a 受体而增加左室后负荷和肺动脉压而对患者有害。

（2）多巴酚丁胺可使心律失常发生率增加，应特别注意。

（3）磷酸二酯酶抑制剂（phosphodiesterase inhibitors, PDEI）：在利尿和血管扩张剂的基础上短时间应用米力农可能取得较好的疗效，尤其是对于心动过缓的患者。

8. 洋地黄类药物：二尖瓣狭窄所致肺水肿应用洋地黄类药物效果不佳，除非伴有心房颤动、快速室率时，洋地黄类药物可以减慢心室率，有利于缓解肺水肿。

9. 出入量管理，纠正电解质和酸碱失衡：保持每天出量大于入量，同时应注意避免低血容量、低血钾和低血钠的发生。急性心力衰竭合并低钾血症或酸中毒时易发生恶性心律失常。

问题9　患者的缓解期如何治疗？

答：治疗的目的是阻止或延缓心肌损害进一步加重，拮抗神经体液因子的过分激活，阻止心肌重塑的进展，提高运动耐量，改善生命质量，降低病死率。包括内科治疗、介入及外科治疗3个方面：

1. 内科治疗

（1）预防风湿热复发特别重要，一般应坚持至患者40岁，甚至终生应用苄星青霉素120万U，每4周肌注1次。无症状者避免剧烈体力活动，定期（6~12个月）复查（包括心脏彩超）。有风湿活动者应给予抗风湿治疗。

（2）控制和避免诱发急性肺水肿的因素，如急性感染、快速输液、贫血等。呼吸困难者应减少体力活动。

（3）利尿剂是心力衰竭患者药物治疗的基础，通过减低血容量使心脏前负荷减少。日常适当限制患者钠盐摄入、监测体重来调整口服利尿剂的剂量。噻嗪类或袢利尿剂是常用药物，长期应用会造成电解质紊乱，尤其是低血钾，合并使用保钾利尿剂可以避免低钾血症。

（4）"黄金搭档"：即肾素－血管紧张素系统抑制剂和 β 受体阻滞剂联合应用。心力衰竭代偿机制中肾素－血管紧张素－醛固酮系统和交感神经激活是心衰发生机制的重要组成部分，过度激活这两个系统会对心肌造成有害的影响，加速患者的死亡。因此，目前各国的心衰指南都推荐临床上所有病情稳定的心功能不全患者均应使用 RASI 和（或）β 受体阻滞剂，除非有禁忌或者不能耐受。应用本类药物的主要目的并不在于短时间内缓解症状，而是长期应用达到延缓病变进展、减少复发和降低猝死率的目的。

由于 β 受体阻滞剂具有负性肌力作用，临床应用首先从小量开始，美托洛尔 12.5mg/d、比索洛尔 1.25mg/d、卡维地洛 6.25mg/d，逐渐增加剂量，适量长期维持。临床疗效常在用药后 2~3 个月才出现。β 受体阻滞剂的禁忌证为支气管哮喘、心动过缓、二度及二度以上房室传导阻滞。

（5）"金三角"："黄金搭档"的基础上加用醛固酮受体拮抗剂的应用通常被称为"金三角"治疗。螺内酯等抗醛固酮制剂曾被作为保钾利尿药，在心衰治疗中的应用已有较长的历史。近年来的多项临床研究证明，小剂量 20mg，1~2 次 / 日的螺内酯有良好的阻断醛固酮效应，能抑制心血管的重构、改善慢性心力衰竭的远期预后。

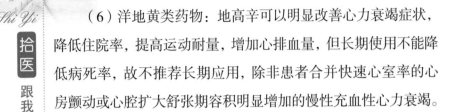

（6）洋地黄类药物：地高辛可以明显改善心力衰竭症状，降低住院率，提高运动耐量，增加心排血量，但长期使用不能降低病死率，故不推荐长期应用，除非患者合并快速心室率的心房颤动或心腔扩大舒张期容积明显增加的慢性充血性心力衰竭。

（7）硝酸异山梨酯：心力衰竭时，心脏的前负荷增大，周围循环阻力增加。硝酸酯类扩张血管药物治疗能改善心力衰竭患者的血流动力学，减轻瘀血症状。由于近年临床研究证明，应用 RAAS 抑制剂治疗心衰有更为重要的治疗作用，现已取代了硝酸酯类在心衰治疗中的地位，对于不能耐受 RAAS 抑制剂的患者可考虑应用。

提示大家注意的是，对于那些依赖升高的左室充盈压来维持心排血量的阻塞性心脏瓣膜病，如二尖瓣狭窄、主动脉瓣狭窄及左心室流出道梗阻的患者不宜应用强效血管扩张剂。

2. 介入治疗

经皮球囊二尖瓣成形术是缓解单纯二尖瓣狭窄的首选方法。在瓣叶（尤其是前叶）活动度好，无明显钙化，瓣下结构无明显增厚的患者效果更好。

（1）适应证：当二尖瓣口有效面积 < 1.5cm^2。伴有症状，尤其症状进行性加重时，应用介入或手术方法扩大瓣口面积，减轻狭窄。如肺动脉高压明显，即使症状轻，也应及早干预。

（2）方法：术前可用经食管超声探查有无左心房血栓，对于有血栓或慢性心房颤动的患者应在术前充分用华法林抗凝。球囊导管从股静脉经房间隔穿刺跨越二尖瓣，用生理盐水和造影剂各半的混合液体充盈球囊来机械性分离瓣膜交界处的粘连融合，扩大瓣口。

（3）效果：术后症状和血流动力学立即改善，严重并发症少见，手术病死率小于0.5%。其近期、远期（5年）效果与外科闭式分离术相似，基本可取代后者。尤其对高龄、伴有严重冠心病，因其他严重的肺、肾、肿瘤等疾病不宜手术或拒绝手术、妊娠伴严重呼吸困难、外科闭式分离术后再狭窄的患者也可选择该疗法。

3. 外科开胸手术

（1）闭式分离术：经开胸手术，将扩张器由左心室心尖部插入二尖瓣口分离瓣膜交界处的粘连融合，因适应证和效果与经皮球囊二尖瓣成形术相似，所以目前临床已很少使用。

（2）直视分离术：适于瓣叶严重钙化、病变累及腱索和乳头肌、左心房内有血栓的二尖瓣狭窄的患者。在体外循环下，直视分离融合的交界处、腱索和乳头肌，去除瓣叶的钙化斑，清除左心房内血栓。较闭式分离术解除瓣口狭窄的程度大，因而血流动力学改善更好。手术病死率小于2%。

（3）人工瓣膜置换术：适用于二尖瓣狭窄合并明显二尖瓣关闭不全的患者或者是严重瓣叶和瓣下结构钙化、畸形，不宜做闭式分离术者。手术的时机应该在有症状而无严重肺动脉高压时考虑，严重肺动脉高压增加手术风险。人工瓣膜置换术手术病死率（3%~8%）和术后并发症发生率均高于闭式分离术。置换的瓣膜有生物瓣和机械瓣之分，后者需要终身抗凝治疗。

（4）心脏移植：对不可逆的心衰患者，大多是因为心肌情况已至终末状态，不可逆转，可以采用心脏移植术。目前据报道，5年生存率已达75%以上。有心脏移植指征在等待手术期间，应用体外机械辅助泵可维持心脏功能，可有限延长患者寿命。

问题10　患者的预后如何？

答：二尖瓣狭窄患者的预后与瓣膜狭窄严重程度、心脏增大、是否合并其他瓣膜损害及手术治疗的可能性相关。如果是风湿性心脏病，还要看风湿活动是否经常复发，以及发生并发症的情况。

从风湿性二尖瓣狭窄的自然病程来看，代偿期患者一般可保持轻度至中度劳动力达20年以上；如心脏显著增大，则只有40%的患者可生存20年。从出现明显症状到丧失工作能力平均约7年。

在未开展手术治疗的年代，本病10年生存率在无症状被确诊后的患者为84%，症状轻者为42%，中度、重度者为15%。从发生症状到完全致残平均7.3年。死亡原因为心力衰竭（62%）、血栓栓塞（22%）和感染性心内膜炎（8%）。

从长计议，要采取综合治疗措施，包括对各种可导致心功能受损的危险因素，如冠心病、高血压、糖尿病的警惕，消除诱因，及时随访。

鉴于该患者二尖瓣狭窄的程度及家庭经济状况不好的情况，建议目前仍以内科治疗为主，间断给予利尿剂治疗，必要时可以转诊至上级医院。

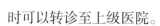

【查房总结】 >>>>>>

通过一例急性左心衰的患者，我们分析了患者发生心衰的病因。通过询问病史、体检及辅助检查，系统地学习了二尖瓣狭窄的诊断思路和病情评估内容，对心力衰竭的急性期和缓解期的治疗原则进行了归纳；对二尖瓣狭窄患者用药的特殊性给予了阐述。同时，对二尖瓣狭窄患者施行介入和外科手术做了简要介绍。

【诊治流程与思路】 >>>>>>

病史、体格检查与辅助检查，是诊断疾病必不可少的 3 个方面。该患者以喘憋、夜间不能平卧加上咯血痰为主诉，这些是急性左心衰竭的典型临床表现，但是应该注意，急性左心衰仅仅是一种危重的临床综合征。可以说急性左心衰不是一种疾病，因为任何病因和诱因在引起心肌收缩力明显降低、心脏负荷加重，使心排血量骤降、肺循环压力突然升高、周围循环阻力增加时，都会出现急性肺瘀血、肺水肿，并伴有组织器官灌注不足和心源性休克这样一组临床表现。针对该患者的重要问题是找到发病原因，掌握急性左心衰竭的病因、诱因的分析和急性左心衰竭的诊断标准。熟悉心力衰竭和二尖瓣狭窄患者缓解期的生活方式指导和药物治疗原则。

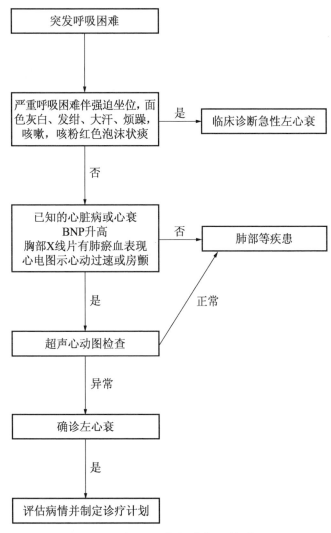

图 4.7　急性心衰的诊断评估流程

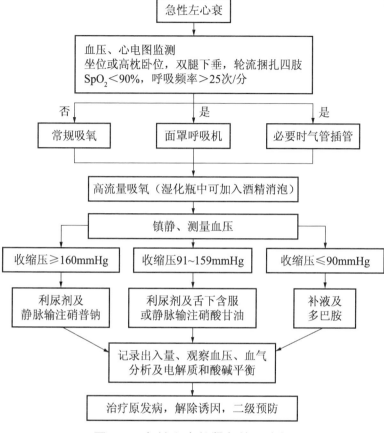

图 4.8　急性心衰的紧急处理流程

•浏览本章更多精美图片

　请扫描二维码

伍

抗凝药会不会引起出血，
用个公式算算……

2016 年 10 月 23 日
河南省驻马店市上蔡县

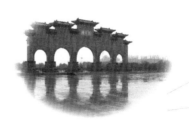

河南省上蔡县，地图上看它的外形酷似一片杨树的叶子。上蔡县辖于驻马店市，据追溯有文字记载的历史超过三千年，据查询其始建于西周，你从它八大古景的命名，就可以感受到此地景物人文的源远流长："芦岗拥翠""云护蓄台""蔡河沉月""鸿隙现莲""斯井鸡鸣""景贤书声""洪河夜雨""白云深处"。这么富有意境的命名与北京的"燕京八景"可以并提，数到哪一处都令人神往……

2007年，上蔡县被国家授予"千年古县"的称号。

上蔡县是我国蔡姓的发源地，源于春秋时期的蔡国属地。虽然今天冻雨之中的蔡明园广场空无一人（图5.1），但每年都有无数的蔡姓子孙从五洲四海汇集到此祭拜。号称天下第一的石筑拱门在硕大的广场石砖地上投射出波光粼粼的倒影，仿佛是张开的欢迎来客的手臂。

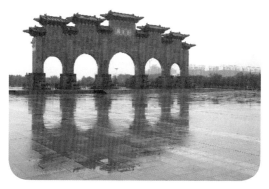

图 5.1 空无一人的蔡明园广场

弘扬上蔡县的美誉，还要数当今著名的一个人物——庞玉良，作为上蔡人，他在 2007 年出资 10 亿元买下德国机场的那条新闻使上蔡县的名字再一次闻名全国。

我特意到上蔡县的步行街转转，街边的房子外观模仿着欧式建筑风格，砖墙朴实无华，涂色斑斑驳驳，与其他县城并没有太大的区别。只不过街两边大多数都是酒店、KTV 歌厅和足浴店，因为有人戏称这里是"腐败街"。

上蔡街边建筑物上的口号直白醒人："人潮就是钱潮"。作为全国人口排名靠前的大县，这里居住着大约 130 万人口。由于缺乏矿产资源，没有大型的现代化工业，主打的农业生产产值并不高，所以目前还是国家级贫困县。

古县人杰地灵，名人辈出。你到上蔡县，当地人都会自豪地提到李斯，他是秦朝著名的政治家、思想家、法学家、文学家和书法家，"统一度量衡、统一文字"都出自于他的主意，协助秦始皇统一天下，被称作中国第一位丞相。听说他的墓地距县城只有几公里的路程，所以我起个大早，去瞻仰这位先圣。

深秋的上蔡，天气有些凉意，恰逢天降小雨，空气中弥漫着湿凉。

车行于一条不太宽敞的乡间公路之上，没有路标，跟着导航的指示蜿蜒而至。墓地静静地躺在平平的大地上，周围没有房舍、没有围墙、没有装饰，也没有人守护。孤零零的墓冢上，长出茂盛的杂草和几棵大树，墓前立着一个香炉，旁边围着七块大石碑，石碑上面分别刻着李斯的生平和祭奠碑石落成的时间（图 5.2）。

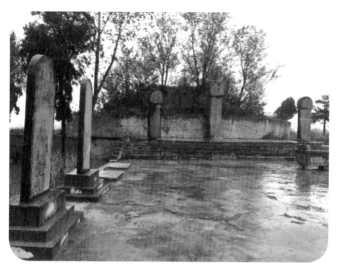

图 5.2　李斯墓

　　放眼四周绿绿的麦田，大大小小的百姓坟墓散落其间，仿佛是千军万马在李斯的身边陪伴。旷野中的这位先人，任由他宁静的沉思，期望他的智慧传承至子孙，后人依旧能够承担起新时代的责任。

　　回程时小雨淅淅沥沥，土路坑坑洼洼，车道两旁不时掠过村庄，村里家家户户都建起了二层小楼，楼顶架着太阳能板，大门方方正正，灰蓝色的铁门两边贴着喜气盈盈的春联，横批以"家和万事兴"为主。家家户户的门口，堆放着刚刚收获过玉米的秸秆。

　　沿途可以看到多处板材加工厂，速生的杨树被锯成 2 米长左右，再通过机器一层一层旋切出仅有几毫米厚的木板材，层层叠叠地晾晒着，再经过压缩就可以制成我们熟悉的三合板。

一路泥泞地回到县城，细雨中勤劳的人已经早早地开始工作了。

上蔡县今日已经看不到远古的老城建筑了，但是它源远流长的饮食文化通过美食传承下来，至今，在这里可以品尝到很多有地方特色的菜品，当然这些菜品一定与当地的故事或传说结合才能吃出它的独特味道！

每年的阴历二月二，家家户户都要做一种名叫"馅子"或"坨儿"的小吃，就是将南瓜和萝卜切成丝与面搅成糊，放在油锅上摊成一个个小饼子煎了吃，它们的外形很像蝎子和蜈蚣的足，据说这样的制作方法就意味着将这些害虫的眼睛糊上，煎了它们吃掉，以后不让它们再祸害人。

六月六制作"角馍"：方法是用芝麻与面和好后在炉子上烤。烤过的饼子香香脆脆，吃的时候会掉下渣儿来，这些饼渣渣儿会招来蚂蚁，表示着给蚂蚁过个生日，因为蚂蚁是人类的好朋友，可以松土又能治病。

餐桌上吃鱼也是有讲究，服务员一边念叨一边动手翻鱼，念叨的几句话蛮有意思："鱼头一对，大福大贵；鱼眼放光，喝酒成双；鱼头一抬，好事常来"。在上蔡吃鱼，最多推荐的是"干煸鳝鱼"，烹制后手指头粗的鳝鱼黑不溜秋的，立体地绞扭在盘中，吃法是用手先撕开两半，去掉里面的肚肠，鱼骨头轻松地与肉分离，大胆地吃起来味道麻麻辣辣，外观倒是有一点点恐怖（图5.3）。

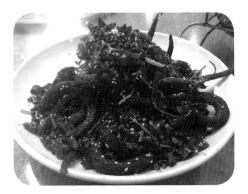

图 5.3　干煸鳝鱼

蒸菜是河南独有的但其他地方的人比较费解的吃法，五颜六色的菜丝裹上面粉蒸熟吃，软绵香甜。

面条是河南人的最爱，上蔡本地的面条有许多种，但基本都是汤面，他们说北京人爱吃的炸酱面太干。面条有大盆上的、有小碗盛的，但是面条很少有手扯面、手擀面，都是那种软绵绵的挂面，汤头不同，面的名字就不一样。粉浆面条是这里的一大特色，面条的汤其实是面糊糊，上面飘着大团的鲜芝麻叶，味道清香。据说这个季节刚好收割芝麻，所以是吃芝麻叶的最好时节，没想到芝麻好吃，芝麻叶也蛮好吃。

中国的酒文化博大精深，每个城市喝酒的方法是不同的，爱喝酒的人聚在一起小酌，其实更多的是为了交流一份情感，共叙一段友谊，分享一份快乐，放松一点心情。吃饭时邻桌的食客演绎了上蔡酒文化，众人高声大嗓地拉开架势，敬酒人首先起身，申明这一次喝多少量，再来一番说辞，随后一饮而尽，其他人则按着这个量挨个儿喝上一圈，公平公正，其乐融融。

我要去的上蔡县人民医院坐落在老城的中心。古时候老城的南面是有城墙的，当时的城墙只是用土堆砌而成，数千年后城墙上面长满了荆棘杂草，但依然可以感受到它曾经威武高大的宏伟气势。可惜近些年来由于城市发展的需要，对老城墙进行了拆迁，原来的南城墙改建成了南吊桥。在城南不远的地方仅保留出一处古城遗址即"郑韩故城"，1961 年成为国家重点文物保护单位。可惜没有时间去上面走走，登高远望一下上蔡整个城市的面貌。

远远看见街边的上蔡县人民医院，相比于其他街边的建筑来说，医院不是特别显眼，从大门口车来车往的人流看得出这是一个繁忙的地方（图 5.4）。

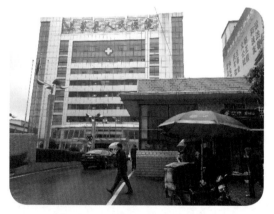

图 5.4　上蔡县人民医院大门

上蔡县人民医院成立于 1953 年，2003 年开始使用的住院部外观建筑已经很陈旧。由于上蔡县城内医院的数目少，所以这里的 1200 张住院床位与这么大的城市人口数相较还是满足不了老百姓就医的需要，一进病房就看见楼道里都加满了住院的患者（图 5.5）。

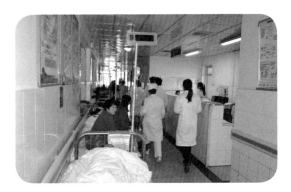

图 5.5　医院的楼道加满了临时床位

内科床位占到医院病床总数的 60%~70%。心内科有两个病区，十七八个医生，80% 的医生都是本县人，医生流失率并不高。从今年开始，心内科可以独立的做心导管介入治疗，每周大概十几例，每位医生工作量很大，患者数量多、床位周转快，每位医生每周只能休息 1 天，门诊患者大多数直接到病房找自己熟悉的医生就可以看病。

心内科的王主任 1983 年毕业于河南焦作医学院，说起话来谦逊温和，开始还误以为他是一位年轻医生，一点儿也看不出来已经在此工作了 30 多年。基层医院的科主任都是随叫随到的敬业模范，岁月格外眷顾他的容颜。不善言辞的王主任率领自己的团队，工作干得有声有色。

从内科住院部这座三层病房楼房的窗子向外瞭望，可以看到对面另外一座蓝顶的三层小楼，李院长介绍说，那个是我国最大的艾滋病诊治中心，平时大约住有 300 多名艾滋病患者。来之前已有耳闻，河南的上蔡县属于我国艾滋病的高发县，联合国规划署和我国国家卫生和计划生育委员会对这里都很关注。李院长说起艾滋病者中的大多数人是由于多年前不良的献血方式而感染了艾滋病。政府对这些患者给予了高度的重视和救助，免费提供鸡尾酒疗法，治疗效果很好。目前在这里接受治疗的患者大部分都是带病毒生存，没有临床症状发作。工作在此的医护人员对患者尽心尽力，平等相待，医护人员觉得艾滋病并没有传说和想象中的那么可怕，所以包括和患者握手啊，对患者的日常工作的料理啊，都是跟健康人一样。这种敬业精神深深地感动了我。

到心内科查房，病房的楼道里加满了病床，但整体环境很好，里外干干净净，也没有人大声讲话，医护人员步履匆匆，工作井然有序。医生办公室不够宽敞，但电脑、桌面、病历夹摆放得整整齐齐，年轻的医生们热情积极（图 5.6）。

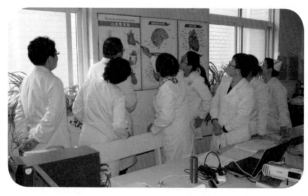

图 5.6　教学查房

教学查房病历简介

常言说"黄鼠狼专咬病鸭子"，今天查房的患者就遭遇了这样的情况。

这是一名 66 岁的男性患者，一位地地道道的农民，平时有个头疼脑热的小病，都是扛一扛就过去了，很少看医生，更不用说去做常规体检。这次住院前的 4 个小时，患者突然出现左侧肢体没劲儿，他连忙叫家人把他送来医院，做了急诊的头颅 CT，报告的结果是：右侧额颞叶大片状低密度阴影，边界欠清晰，右侧侧脑室受压，脑沟裂变浅、消失，中线结构左移。随之医生告知家属老人是发生了"右侧额颞叶大面积脑梗死"。

接下来又给患者做了心电图，心电图显示为"急性前壁心肌梗死合并心房颤动"，医生又对家属说老人同时发生了"急性心肌梗死"；脑梗的原因不除外是"房颤"引起的血栓脱落，堵塞在脑血管里，下一步考虑用药物进行抗血栓抗凝治疗，但是用药过程中患者最有可能出现的不良反应是出血，包括脑出血、消化道出血和身体其他部位的出血。

【查房的目的】 >>>>>>

1. 掌握缺血性脑卒中的病因和临床表现。

2. 掌握急性心肌梗死合并房颤的心电图特点。

3. 熟悉急性心肌梗死与房颤治疗原则。

4.熟悉急性心肌梗死合并房颤的抗栓和抗凝药物的使用方法。

5.掌握抗凝和出血评分标准。

6.了解抗栓药物和抗凝药物的作用机制。

【需要补充的病史】>>>>>>

接诊急性脑血管病的患者，询问的病史还应该包括近期用药史，本患者平素不吃药；患者症状开始出现的时间，若于睡眠中起病，应以最后表现正常的时间作为起病时间。

从该患者的心电图（图 5.7）我们可以看到 V$_1$ 到 V$_3$ 导联动态的出现 ST 段呈弓背向上抬高，这种心电图表现高度提示患者为"急性前间壁心肌梗死"，那么一定追问患者之前心脏方面的症状。患者入院前几天确实曾经有过活动时心前区闷痛的情况，因为只要一休息症状就能够缓解，所以老人并未在意。无饮水呛咳、吞咽困难。

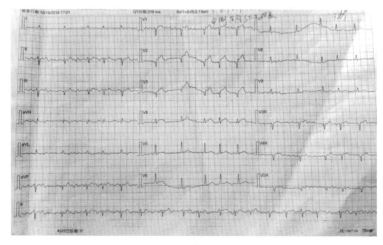

图 5.7　患者入院时的心电图

患者的既往史需要关注的是引发冠心病的危险因素，包括否认高血压，否认糖尿病，不饮酒。吸烟45年，每天20支。否认冠心病、脑血管病家族史。

患者入院时测量血压升高，但老人否认有高血压病史，就要再仔细询问，得知老人近1~2年来还是有过头晕的感觉，平时饮食也偏咸，只是从来没有测量过血压才否认有高血压的。

【重点体检】 >>>>>

T: 36.6 ℃; P: 102 次 / 分; R: 23 次 / 分; BP: 170/110mmHg。口唇无紫绀。无颈静脉怒张。甲状腺无肿大，未闻及颈部血管杂音。双肺呼吸清，未闻及明显干湿性啰音。心界无扩大，心率160次 / 分，律不齐，第一心音强弱不等，A2 ＞ P2，各瓣膜听诊区未闻及病理性杂音及额外心音，未闻及心包摩擦音。腹软，全腹无压痛、反跳痛及肌紧张，肠鸣音4次 / 分，未闻及血管杂音。双下肢无水肿。

神经内科专科查体：意识清楚，回答切题，查体配合；双侧睑裂等大，双眼睑无下垂，双侧瞳孔等大等圆，直径约3mm，直接、间接对光反射正常。双侧颞肌、咬肌无明显萎缩。双侧额纹、鼻唇沟对称，口角不偏。伸舌居中。悬雍垂居中，双侧软腭上抬可，咽反射（＋），双侧胸锁乳突肌、斜方肌无萎缩，转颈、耸肩正常。左侧肢体肌张力4级，右侧肢体肌张力5级。四肢腱反射、针刺觉及位置觉正常，双侧指鼻试验及跟膝胫试验阴性。病理反射未引出。

【辅助检查】>>>>>>

患者住院前已经做过头颅 CT 与心电图。入院后又做了以下检查：

1. 心脏彩超提示：各房室内径正常，左室射血分数 48%，心脏瓣膜回声光滑、开放、闭合良好。室间隔基底段 1cm，左室室壁运动幅度减弱。

2. 生化：总蛋白（TP）68g/L，白蛋白（ALB）39.7g/L。尿素氮（Urea）5.1mmol/L，肌酐 Cr：63μmol/L，尿酸（UA）240μmol/L。胆固醇（CHOL）3.65mmol/L，高密度脂蛋白胆固醇（HDL-C）0.72mmol/L，低密度脂蛋白胆固醇（LDL-C）2.30mmol/L，甘油三酯（TG）1.02mmol/L。同型半胱氨酸（HCY）20.6μmol/L。C 反应蛋白 10.7mg/L。

3. 心肌梗死标志物：乳酸脱氢酶（LDH）467U/L，肌酸激酶（CK）379U/L，心肌肌钙蛋白 I（TnI）2.19ng/ml。

4. 血常规、尿常规检测：无异常。

5. 国际标准化比值（INR）：1.57。

6. 有条件的情况下还可以做脑血管方面的进一步检查，如颈动脉超声，可以发现颅外颈部血管病变，特别是狭窄和斑块；经颅多普勒（Transcranial Doppler，TCD），可检查颅内血流、微栓子及监测治疗效果；磁共振脑血管造影，可在显示血管病变的同时清晰显示脑病变。

【诊断】>>>>>>

◆ 冠心病。

急性前间壁心肌梗死。

心房颤动。

心功能Ⅰ级（killip 分级）。

◆ 右侧脑栓塞。

◆ 高血压 3 级（很高危）。

【诊断依据】>>>>>>

1. 冠心病、急性前间壁心肌梗死、房颤、心功能Ⅰ级（killip 分级）：

老年男性，吸烟史是冠心病的危险因素。此次发病前有发作性胸痛，劳累时加重、休息后可以缓解的临床表现。V_1 到 V_3 导联动态的出现 ST 段呈弓背向上抬高。心肌梗死标志物升高和超声心动图可见左心室室壁运动减弱。支持急性心肌梗死诊断。体检发现短绌脉、心律不齐、心音强弱不等。心电图提示：P 波消失，代之以大小不等的 f 波，RR 节律绝对不等，支持房颤诊断。双肺呼吸未闻及湿性啰音提示心功能Ⅰ级（killip 分级）

2. 右侧脑栓塞：有房颤病史，突发肢体活动障碍，发病快，头颅 CT 提示梗死范围较大。

国际、国内指南已经达成共识，即有神经影像学显示责任缺血病灶时，无论症状 / 体征持续时间长短都可诊断脑梗死，但在无法得到影像学责任病灶证据时，仍以症状/体征持续超过 24h 为时间界限诊断脑梗死。但应注意大多数短暂性脑缺血发作（Transient ischemic attack，TIA）患者症状不超过 0.5～1h。

3. 高血压 3 级（很高危）：最高血压达到 BP: 170/110mmHg，为 3 级；同时合并心肌梗死，故诊断为很高危组。

在急性脑卒中患者中，经常观察到入院时血压升高，之后逐渐恢复至正常范围的血压变化特点。但此患者入院前有头晕症状，入院后多次量血压升高，考虑既往存在高血压。另外有文献报道，急性轻中度缺血性脑卒中入院后 24 小时时所测量血压与发病后 3 个月时血压水平无显著差异，对于该类患者高血压的诊断在脑卒中发生后短期内即可确立。

【危险分层评估】>>>>>>

1. 脑卒中：根据美国国立卫生研究院卒中量表（National Institute of Health Stroke Scale，NIHSS），该患者仅有左下肢肌力下降，提示病变轻微。但心源性脑栓塞容易复发，10%～20% 可能在 10 天内复发，因此该患者应该考虑今后的华法林抗凝治疗，预防复发。

2. 房颤患者使用华法林之前需要进行 CHA2DS2-VASc 评分和 HAS-BLED 评分。CHA2DS2-VASc 评分 ≥ 2 分时口服抗凝药治疗；评分 1 分时，可选择华法林或阿司匹林抗凝，但是推荐口服抗凝药治疗；评分 0 分，可选择阿司匹林或不用抗栓治疗，推荐不抗栓治疗。本患者年龄 1 分，有脑卒中 2 分，应该使用华法林。HAS-BLED 评分，卒中 1 分，年龄 1 分，使用抗血小板药物 1 分，积分 ≥ 3 分时提示出血"高危"，需要向患者及家属沟通治疗的必要性和风险。

【讨论】 >>>>>>

问题 1　如何尽早发现脑卒中患者，发病原因和症状特点有哪些？

答：当一个人，尤其是老年人突然出现以下几种症状时应该考虑是发生了脑卒中：一侧面部麻木或口角歪斜；一侧肢体无力或麻木；说话不清或理解语言困难；双眼向一侧凝视；一侧或双眼视力丧失或模糊；眩晕伴呕吐；严重头痛、呕吐；意识障碍或抽搐。

脑卒中包括缺血性卒中（也称脑梗死）和出血性脑卒中。前者约占全部脑卒中的 70%，因此也是这次查房讨论的重点。后者主要与高血压和血管畸形有关。

缺血性脑卒中通常在临床上又分为脑血栓、腔隙性脑梗死和脑栓塞。大多数脑梗死的患者会出现偏瘫、失语等脑神经功能的异常表现，这是由于脑内动脉血流突然减少或停止，造成该血管供血区的脑组织缺血、缺氧导致脑组织坏死、软化，出现相应部位的临床症状和体征。

正如我们这位患者，一般脑供血停止 5 分钟以上就会发生不可逆的损害（脑细胞凋亡或死亡），脑梗死发病 24~48 小时后，脑 CT 扫描可见相应部位的低密度灶，边界欠清晰。那么该患者应该属于哪一种诊断呢？是脑血栓、腔隙性脑梗死还是脑栓塞？

脑血栓大多是在动脉粥样硬化的基础上发生血流缓慢、血液成分改变或者是血液黏度增加，在局部形成血栓，使动脉管腔明显的狭窄或闭塞。一般起病比较缓慢，多在夜间睡眠中发病，起床时发现自己半身瘫痪或口角歪斜。多数患者发病前有前驱症状，如头晕、一过性肢体麻木等。脑血栓的病因还包括高血压、高脂血症、糖尿病、结缔组织病、真性红细胞增多以及血液高凝状态等。该患者既往没有这些病史，又是急性起病，故不首先考虑此诊断。

腔隙性脑梗死主要是依据病理诊断，是在高血压、动脉硬化的基础上，脑深部的微小动脉发生闭塞，引起脑组织缺血性软化病变，属于脑梗死症型中症状最轻微的类型。临床特点是症状较轻、体征单一、预后较好。由于梗死的腔隙直径大多在2~15mm 为主，故不符合该患者的头颅 CT 表现。

脑栓塞是指人体血液循环中，一些固态的、液态的或气态的栓子随着血流进入脑动脉，造成远端脑组织血流中断，脑栓塞起病急、病情重，因为这些脱落的栓子突然堵塞脑血管，侧支循环还来不及建立，如果栓塞的部位是中等动脉，就可以造成大面积脑梗死。我们讨论的这例患者比较符合脑栓塞的诊断。

问题2　诊断为脑梗死的患者，为什么收心内科病房住院？

答：脑栓塞的栓子分为心源性栓子和非心源性栓子。非心源性栓子包括骨折卧床、脂肪栓塞、肺静脉血栓脱落及30%

左右来源不明的栓子。脑栓塞患者中 60%~75% 为心源性的，最常见的病因是慢性心房颤动，由此推断该患者是由于心房血栓脱落导致的脑栓塞。为了证实这种推断，弄清栓子来源，所以将患者收入心内科进一步诊治。

首先给患者做心电图检查，心电图（图 5.7）证实确有心房颤动，因此考虑该患者的脑栓塞原因是房颤，血栓脱落堵塞脑血管，推断病因在心脏。具体到心房血栓的大小和形态，我们还可以通过经食管超声心动图来进一步证实。

经食管超声心动图（transesophageal echocardiography，TEE）就是将超声探头类似于做胃镜一样送入食管内，受检者先用 2% 的利多卡因溶液喷雾咽部进行充分的局部麻醉。置入食管内的超声探头可以从心脏的后方向前拉动，更近距离地探查其深部结构，避免了胸壁、肺气等因素的干扰，显示图像更清晰。尤其适用于人工瓣功能障碍（狭窄、瓣周漏），左、右心耳的病变（血栓），瓣膜赘生物（主动脉瓣、二尖瓣、三尖瓣），夹层，主动脉瘤，房间隔缺损，卵圆孔未闭及卵圆孔位置定位等。

行 TEE 检查前应该先行常规经胸超声心动图检查，患者禁食禁水 4~6 小时。检查室必须配备完善的急救器材和药品。病情严重者需由临床医师或有关人员陪同。

图像观察：可用主动脉根部和左心房作为标志，逐一识别其相邻的结构，以及各个房室腔、各组心瓣膜、房室间隔和大血管等，观察其轮廓、形态、大小和连续关系，尤其是左心房和左心耳血栓形成、云雾状回声和黏液瘤等；并用彩色和频谱多普勒探查血流的方向、速度和分布，从而了解是否存在心脏结构畸形及功能异常。

一旦发现心房血栓以后，治疗中应该特别注意。人为的房颤复律治疗要格外小心（心衰患者治疗中部分患者可以自行转复成窦性心律），因为房颤终止转复为窦性心律时，心肌活动协调，心肌收缩力增强会挤压心房导致血栓脱落。所以有"前三后四"的原则，即拟行房颤复律的患者，复律前3周和复律成功后的4周要口服华法林抗凝。

问题3 该患者房颤的病因是什么？

答：房颤的病因需要仔细寻找，因为有很多种原因可以引起房颤。一般可分为心源性或非心源性病因，也有一部分患者根本找不到病因，称它为特发性房颤。

非心源性的病因中最重要的是诱发因素，如情绪激动、外伤手术、急性酒精中毒等；有20%左右的房颤是由于肺源性心脏病引起；甲状腺功能亢进的患者经常出现房颤，而且往往是首次就诊的原因。

心源性的病因当中有60%左右是由于心脏及传导系统退行性病变导致。一部分患者可能有家族史。另外的病因包括风湿性心脏瓣膜病，尤其是二尖瓣狭窄，当心房明显扩大，伴有心功能不全的时候，患者非常容易合并房颤。近些年来，由于我们国家的医疗卫生条件改善，风湿性心脏瓣膜病的患病率明显下降。高血压是另外一个引起房颤的主要病因，这是由于近年来我国高血压患病率持续增高，部分患者心肌受损，心脏扩大后会发生房颤，尤其是那些发现高血压，又不肯规律服药治疗的患者。另外，还应考虑到的包括预激综合征、糖尿病心肌病，酒精性心肌病等原因。

追问患者的病史，既往否认糖尿病，不饮酒，也没有类似疾病的家族史，因此以上的原因暂时不予考虑。那么目前不能确定高血压是患者发生房颤的主要原因，他发生高血压的具体时间不详，超声心动图没有提示他的心脏有明显扩大。那么我们下一个病因主要考虑的应该是冠心病，心肌缺血与房颤有很大关系。

从该患者的心电图来分析，有 V_1 到 V_3 导联的 ST 段呈弓背向上抬高，结合患者入院前几天曾经有过活动时心前区闷痛的情况，患者诊断"急性前间壁心肌梗死"明确。患者对冠心病的忽视在日常诊疗中是常常可以听到和见到的，这名患者也是直到他出现了肢体偏瘫才来医院，这也是我们应该在平时向患者进行宣教的一个最重要的部分，有病要及时就医。

问题 4　急性脑血管合并心血管疾病的患者需要采用哪些治疗？

答：1. 急诊现场

现场急救人员在进行简要评估以后，根据患者的状况要做出必要的急救处理，主要包括：

（1）神志：观察患者的神志。神志不清楚的患者一定看看周围有没有服用过的药瓶、火炉。将患者的面部偏向一侧，防止误吸。指尖采血评估有无低血糖。

（2）处理气道、呼吸：呼吸频率过快、过慢或潮式呼吸时，给予清理呼吸道后的氧疗，必要时行气管插管。

2. 入院后处理

（1）心电、血压、血氧饱和度监测，以便及时发现和处理心律失常、休克和低氧血症。

（2）建立静脉通道：避免大量、快速静脉输液。

（3）血压：大约有 70% 的缺血性卒中患者急性期血压升高，主要原因包括：病前存在高血压、疼痛、焦虑、卒中后应激状态等，但多数患者在卒中后 24 小时内血压可以自行降低恢复。卒中后低血压患者很少见，要注意有无血容量减少、主动脉夹层及心源性休克等。

缺血性脑卒中后 24 小时内血压升高的患者应谨慎处理。当收缩压 ≥ 200mmHg 或舒张压 ≥ 110mmHg，或伴有严重心功能不全、主动脉夹层、高血压脑病的患者，可予降压治疗，但应该慎重使用强效降压药物，以免引起血压急剧下降。

准备溶栓者，血压应控制在收缩压 < 180mmHg、舒张压 < 100mmHg。

（4）溶栓：患者患有急性脑梗和急性 ST 段抬高型心肌梗死，发病 4 小时来医院，两者都具有静脉溶栓治疗的适应证。

根据 2015 年中国急性 ST 段抬高型心肌梗死诊断和治疗的指南，优先将发病 12 小时之内 ST 段抬高型心肌梗死患者转送到可行直接经皮冠状动脉介入治疗（percutaneous coronary intervention，PCI）手术的医院，达到尽快（应尽可能绕过急诊室、冠心病监护病房或普通心脏病房而直接送入导管室）使堵塞的血管再通。如果在 2 个小时之内不能够转运的话，应就地开展静脉溶栓治疗。

房颤导致的脑栓塞如果在溶栓时间窗内，又没有溶栓的禁忌证，可以溶栓。但一般医院通常会给 NIHSS ＞ 4 分的患者进行静脉溶栓。

由于该患者的家属及本人拒绝接受转院行 PCI 术和静脉溶栓（心肌再灌注）治疗，下一步以药物治疗为主。

问题 5　病情稳定以后，相应二级预防药物如何应用？

答：1. 保持患者大便通畅，必要时使用缓泻剂，避免用力排便导致心脏缺血加重，诱发心力衰竭。

2. 血压持续 ≥ 140mmHg/90mmHg，可于起病数天后恢复使用发病前服用的降压药物或开始启动降压治疗。

3. 所有没有禁忌证的急性 ST 段抬高心肌梗死患者均应立即口服水溶性阿司匹林或嚼服肠溶阿司匹林 300mg，继以 75~100mg/d 长期维持。同时联合使用 P2Y12 受体拮抗剂，如氯吡格雷 300mg 嚼服，以后每天 75mg，维持服用 1 年。

4. 普通肝素静脉滴注或应用低分子肝素皮下注射，可以稳定进行性中风症状；低分子右旋糖酐静脉滴注可协助降低血液黏度，有利于改善脑血管病症状。

5. 目前患者的血压为 120/70mmHg，心室率快，因此考虑暂时不给予血管紧张素转换酶抑制剂（ACEI）或血管紧张素受体阻滞剂（ARB）类药物，而首先使用 β 受体阻滞剂，主要目的是减少心律失常、减慢心率以改善心肌供血、防止猝死。建议口服美托洛尔从低剂量开始，逐渐加量，患者耐受良好时 2~3 天后，可以换用长效控释片。

6. 他汀类药物应尽可能在 24 小时之内使用，不需要考虑胆固醇水平，因为除调脂作用以外，他汀类药物还具有抗炎、改善内皮功能，抑制血小板聚集的多效性，建议使用阿托伐他汀钙片 40mg/d，长期服用。

问题 6　该患者有脑栓塞又有急性心肌梗死合并房颤，治疗有什么特殊性吗？

答：脑栓塞和急性心肌梗死都是发生了血栓堵塞血管，但前者的血栓来源于体循环，而后者是在原部位产生，它们的病因有所不同。

造成心肌梗死的血栓通常又称为"动脉血栓"。一旦冠状动脉动脉内皮受损，体内会形成血栓来修复破溃处，由于动脉血流速度快，凝血因子不容易停留，必须依附于血小板激活后聚集的平台，激活的血小板通过Ⅱb/Ⅲa受体与不可溶性的纤维蛋白原联结，编织成纤维蛋白网，网罗大量的红细胞，血栓的主要成分是血小板和纤维蛋白原，所以外观看起来颜色浅，也称为"白色血栓"。防止这类血栓形成主要的药物就是抗血小板聚集的阿司匹林和 P2Y12 受体拮抗剂，如氯吡格雷。

"静脉血栓"最多发生于下肢和外周静脉。静脉受损后，由于血流极度缓慢，凝血因子很容易在此聚集，形成凝血瀑布，因为它的主要成分是凝血因子和红细胞，外观看起来颜色比较暗，也称为"红色血栓"。静脉血栓会随血液移动到其他部位，导致其他部位的栓塞，比较多见的是肺栓塞和脑栓塞，治疗药物是以抗凝血因子为主的肝素和华法林。

心房颤动时，在左心房内形成的血栓介于上述两者之间，称为"混合血栓"，所以该患者两种机制并存，应该采用抗血小板聚集（抗栓）和抗凝双重治疗。

问题7　抗栓药物和抗凝药物如何选择？需要联合用药吗？多长时间？

答：当患者出现两种疾病并存时，临床医生往往处于两难境地，联合使用抗凝和抗血小板治疗时，一方面要保证药物的抗血栓有效，同时也应该关注两种药合用会增加出血的概率。

抑制血小板聚集的药物有不同种类，主要通过3条主要途径起作用：阿司匹林通过花生四烯酸途径抑制环氧化酶使血栓素 A2 合成减少，达到抗血小板聚集的作用；氯吡格雷是 P2Y12 受体拮抗剂；血小板Ⅱb/Ⅲa 受体阻断剂通常都是短期的静脉应用。三者可以联合应用。

口服抗凝药是目前预防房颤患者发生血栓栓塞的最有效方法，华法林是经典的抗凝药物，作用机制明了，效果确定。虽然近些年来新型口服抗凝药，如达比加群、利伐沙班等已经上市，而且不需要监测凝血酶原时间，国内外指南都在房颤的治疗中做了推荐，但是由于价格较高，在基层医院使用受到一定限制，目前仍以华法林为主。合理使用华法林可使房颤患者的卒中发生风险降低 64%，优于单用或二联抗血小板治疗。

何时才是口服华法林进行抗凝治疗的最佳时间，目前尚缺乏足够证据。一般在心房颤动合并急性脑卒中或 TIA 的患者出现症状 14 天后开始口服抗凝药物，然而对于存在大面积梗死，严重出血转化及未得到控制的高血压患者，可适当延迟给药。

房颤患者使用华法林之前需要进行 CHA2DS2-VASc 评分和 HAS-BLED 评分。CHA2DS2-VASc 评分包括：CHF/LV 功能障碍（C）1 分，高血压（H）1 分，年龄 ≥ 75 岁（A）2 分 [年龄 65~74（A）1 分]，糖尿病（D）1 分，卒中 /TIA/ 栓塞史（S）2 分，血管疾病（V）1 分，性别（女性）（Sc）1 分，共 9 分。评分 ≥ 2 分，推荐口服抗凝药治疗；评分 1 分，可选择华法林或阿司匹林抗凝；评分 0 分，可选择阿司匹林或不用抗栓治疗。本患者年龄 1 分，有脑卒中 2 分，应该使用华法林。

HAS-BLED 评分包括：高血压（H）1 分，肝、肾功能异常（A）（各 1 分），卒中史（S）1 分，出血史（B）1 分，INR 值波动（L）1 分，老年（如年龄 > 65 岁）（E）1 分，药物或嗜酒（D）（各 1 分），最高分 9 分。该患者卒中 1 分，年龄 1 分，使用抗血小板药物 1 分，积分 ≥ 3 分时提示出血"高危"，需要向患者及家属沟通治疗的必要性和风险。

阿司匹林和氯吡格雷加上华法林三联治疗，以往的文献报导 30 天时主要出血事件发生率为 2.6%~4.6%，但 12 个月时增加到 7.4%~10.3%。因而，短期应用三联抗血小板制剂（如 4~6 周）出血风险较低，其后更长时间的治疗选择华法林和一种抗血小板药物维持。

问题8 针对这类患者，我们需要做什么样的出院指导和随访？

答：该患者为冠心病合并房颤，同时伴发脑栓塞，出院以后需要给予3个方面的指导：

1.嘱咐患者改善不良生活习惯，戒烟，调整情绪，控制脂肪的摄入，做适当的体力活动和体育锻炼，不宜做剧烈运动，如快跑、登山等，可进行慢跑、散步、打太极拳等有氧运动，坚持服药。保持或减轻体重，使体重指数（BMI）维持在$18.5\sim24.9kg/m^2$。

2.控制心室率，防止心室率过快时引起心力衰竭。静息心率保持在60~70次/分，活动后不超过110次/分为宜。

3.防止心肌梗死、脑栓塞再发，两者均为高复发的慢性心脑血管疾病，出院后需按医生嘱咐规律服药，控制好血压、血脂和血糖，定期到医院复查。脑血管病后遗症，如偏瘫、失语等，药物治疗的作用是有限的，要积极、正规地进行康复治疗，康复宜及早进行。病后3~6个月内是康复的最佳时机，半年以后会发生肌肉萎缩及关节挛缩影响康复效果。

4.出院后1个月门诊复查。复查血生化，关注药物对肝、肾功能的影响，如果患者没有异常情况，建议半年到1年随访一次，复查血生化、心电图和超声心动图。

5.特别提示，接受双联抗血小板治疗的患者如加用华法林时应控制INR在2.0~2.5，需要至少1个月复查一次该指标。

出血风险大的患者可应用华法林加氯吡格雷治疗。

【查房总结】 >>>>>

缺血性脑卒中的病因之一是脑栓塞。接诊这些患者时，应该考虑到患者存在心房颤动的可能，通过心电图的检查，可以比较容易得出诊断。

房颤的治疗原则是恢复窦性心律、控制心室率及抗凝治疗，这三者中抗凝治疗尤为重要，需要根据 CHA2DS2-VASc 评分和 HAS-BLED 评分来决定患者的治疗方案。

冠心病导致的心肌慢性缺血可以引发房颤，同时其他病因所致的房颤患者中有 20%~30% 的患者合并冠心病，常常需要抗血小板和抗凝药物的联合治疗，短期的华法林加抗血小板治疗是安全的，长期联合用药会增加出血风险，临床需要密切观察随访。

口服抗凝药治疗的最佳时期是由出血的危险性和再发静脉血栓栓塞的危险性所决定的。口服抗凝药物治疗的过程中出血的年发生率大约为 3%，年病死率为 0.6%。另一方面，静脉血栓栓塞的年再发率为 12%，再发静脉血栓栓塞的病死率为 5%~7%。

抗凝治疗终止后，血栓是否再发主要取决于血栓形成的原因和持续存在的危险因素。因此强调药物治疗的同时，一定改善生活方式，定期随访，才能达到最佳的治疗效果。

【诊治流程与思路】>>>>>>

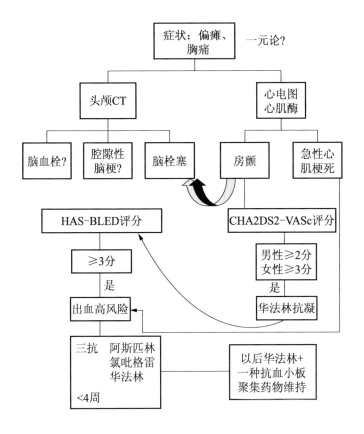

● 浏览本章更多精美图片

   请扫描二维码

陆

心跳减速，几度风险忧愁？
竟然是酸中毒……

2016 年 11 月 11 日
黑龙江省齐齐哈尔市泰来县

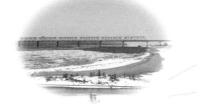

隶属于黑龙江省齐齐哈尔市的泰来县，地图的轮廓真的像一只可爱的小狗，也颇似儿时玩过的不倒翁。

到泰来最烦恼的就是交通。有句成语"否极泰来"，解释它的含义是指坏运到头，好运就到了！我的经历也差不多。

早晨不到5点，睡眼惺忪地赶往首都机场T3航站楼，乘坐CA1659次航班飞往齐齐哈尔。11月的北京进入了冬天，一出家门嗖嗖的凉意。太阳还没有升起，四周漆黑一团，浓浓的雾霾已经笼罩京城好几天了，坐在汽车里都能感觉到吸进来的空气里有烟熏的味道。

机场的人不多，可能正好赶上"双十一"，估计人们都在熬夜，盯着网上抢购呢！很快过了安检，也特别难得的是在6点55分正点起飞。

飞机上读报纸，两条最重要的新闻：一是习近平总书记致电祝贺唐纳德·特朗普于9日击败民主党对手希拉里·克林顿，赢得选举，成为第38届美国总统，"期待与其一道，努力推动中美关系在新的起点上取得更大的进展，更好造福两国人民和各国人民"；二是习近平总书记9日下午来到中国载人航天工程指挥中心，同正在天宫二号执行任务的神舟十一号航天员景海鹏、陈冬天地之间的对话，代表党中央国务院和中央军委，代表全国各族人民向他们表示诚挚的问候。

飞出北京，朝霞护送，白云陪伴。早8点38分比预计提前了半小时到达齐齐哈尔市三家子机场。

机场小小的，三四层楼高，土黄色的外观，感觉像是解放初期的火车站。接机的司机已经在这里等候了。

走出候机楼，眼前仿佛是一幅雪白的童话世界画卷。昨天这里下了一场大雪，地面、树木、房檐儿、屋顶都被装饰成晶莹剔透的艺术品，好像穿流的汽车和匆匆的行人瞬间都能凝固。

深深地吸口气，鲜活的气息从鼻子一直注入到胸腔、到腹腔、到指尖末端，好爽快呀！积雪足足有 10 厘米厚，情不自禁地踩过去，留下一串扭扭歪歪的脚窝窝……

也是这场雪惹了祸，车轮将积雪压实，使公路变成滑冰场。

离机场不远的地方，有一大片楼群，几十层高的现代化建筑，据说未来市政府要搬迁过来。沿途密密麻麻的塑料大棚，司机说这是当地农民种植的葡萄，葡萄的枝条插在地里就能成活。已经成为一种产业，现在每到秋叶金黄的时节，这里就变成市民的采摘乐园（图 6.1）。

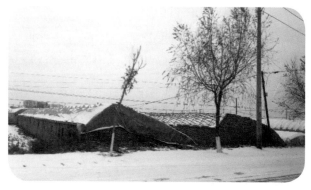

图 6.1　种葡萄的大棚

司机小心翼翼地开车穿过城市，躲过市民，躲过一群冬雪中运动着的羊群，终于来到高速公路口"水师营"收费站，却见眼前立着一块牌子，上面醒目地写着"高速封路"。

调转车头，另辟他径。齐齐哈尔机场到泰来县，走嫩泰高速，全程123公里，大约需要2个小时。没了高速，只能在冰雪覆盖的G111国道缓行，沿途少有村庄、民舍，几乎是白茫茫一片。

行车约2个小时后，驶到赫赫有名的江桥镇。提起泰来县可能知道的人不多，但是提起"江桥"却名震四方。1931年11月4日，就是在这里打响了中华民族"抗日"的第一枪。

江桥镇是值得后人敬仰和缅怀的地方。那个曾经饱受日本侵略者奴役的年代，时任黑龙江省代主席马占山率领中国军队，在哈尔戈江桥面对几倍于己的敌人，英勇作战，毙伤日伪军6000多人，使日军"九一八"事变以来首次受到重创，因此也被称为是"世界反法西斯战争的第一枪"，这是促进了国家和人民意识觉醒的一枪。

马占山将军"为国家争国格，为民族争人格"的豪迈誓词，至今听起来也是那么热血沸腾，惊天地泣鬼神，令后人景仰！

前方的广袤视野中静静地流淌着一条宽阔的大河，这是著名的嫩江。弯弯曲曲的河道划开雪封的平原，就像仙人遒劲有力的笔锋描刻出的重彩写意（图6.2）。

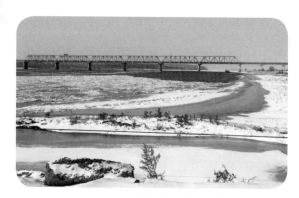

图 6.2　弯弯曲曲的河道

　　路的尽头是一座锈迹斑斑的铁浮桥，雾气茫茫之中隐隐约约望到浮桥是断开的，充当浮桥桥墩的几艘大船都整整齐齐地码放在江的两岸，平时那段桥面能够移动分开，因为这里一年四季的大部分时间都是一条繁忙的航道，各种船只穿梭过往。此时，连接浮桥的两艘大船静静地被固定在桥端两侧，中间的河水湍急，船上的旗子在风中剧烈地抖动，难怪桥头的牌子上也写着"风雪天，浪流急，浮桥禁止通行"。

　　路尽头，望江兴叹，我等如何抵达对岸？

　　放眼望望四周，河的左侧是齐泰高速跨江大桥，弧线伸展的公路静悄悄地躺在那里，不见往日双向交汇的车流，心生一种渴望，我多想能够扛着汽车上去飞驰一下！偶尔看见飞奔过一辆长长的清路卡车，四周扬起雪雾，远远地像一座快速移动的雪山；河的右侧是铁路大桥，自由飞驰的列车，像插着翅膀，令人心生忌妒。

　　马占山江桥抗战遗址，就静静地躺卧在这一片茫茫雪原，虽然我们被困于此，没有机会去凭吊先人，但是能够想象同样是 11 月份，85 年前的战场会是多么惨烈，那一天的天气是不是比今天更寒冷？呼气都能结冰的恶劣环境下，与日本侵略者白刃拼杀，鲜血一定染红了雪地，染红了江水，映红了天边……

眼看临近中午，怎么才能到达泰来县？周围没人可以问路，导航也迷失了方向。旁边既然有火车通过，附近就会有火车站，坐火车进泰来也是个补救的好办法呀！

从网上搜查看到这里到大兴车站约半小时车程，但是大兴是个小站，过站车多，到泰来的最近一班火车是下午 4 点，显然来不及。

泰来县距齐齐哈尔市 110 公里的西南方，本是个交通四通八达的地方，平齐铁路穿境而过，有 110 国道，是连接吉、黑、蒙三省的重要交通要道，有"鸡鸣三省"之称，那肯定还有其他的小道可走。

同行的爽爽打电话给泰来的同事求助，那边的当地人建议司机向东绕道，经大庆市杜尔伯特蒙古族自治县，试图找到过嫩江的另外一条浮桥。

折返的路上内急找厕所，恰好摸进了公路管理局的大门，院子内，一栋 3 层办公楼，大门紧锁，一个人也看不到。室外的公共厕所很干净，方便出来之后，正好碰到公路管理局的一辆车开进了院内，几个全身披着雪花的工作人员恰好刚刚给高速公路扫雪开道归来，他们热情地告诉我们，高速公路马上就要开通了。他们建议我们去不远处的高速公路口排队等候，不然的话，绕道可能还要走上 2 个小时。

东北人，真的是活雷锋！

七拐八绕，终于到"大兴"高速路口，一眼望不到首尾的汽车长龙在冰天雪地中排队，运货卡车的车厢是绿色，驾驶楼为红色，远远地看去像一只大大的毛毛虫。

我们大约等了 1 个小时，终于挤进了高速。雪刚刚铲走，露出黑色的路面，由于天冷，残余的雪渣儿在地面上凝结成冰。司机是个年轻的"老"师傅，他是齐齐哈尔本地人，已经开了18 年的车，能在这种恶劣的冰雪环境下，车开得又快又稳，技术确实娴熟。

下午 14 点，历经 5 个小时的颠簸，终于抵达泰来县人民医院。饱餐一锅热气腾腾的酸菜白肉和酱大鹅，全身暖和起来。

东北天气寒冷，很久以前冬天的蔬菜，主要是白菜、土豆和萝卜，当地人几乎家家户户的主妇都会渍酸菜，他们买来新鲜的大白菜，放在院子里晒上几天，白菜包得紧实，外层的白菜叶发蔫儿后，去掉外面的老叶，洗净白菜，准备一口大缸，将烫好的白菜，一层一层码在缸里面，适当撒上盐巴，最后上面放几层白菜帮，用一块大石头压住，将缸里浸满水没过白菜，等呀等呀等呀等，1 个月以后，酸菜渍好，青绿色的大白菜变成半透明的浅黄色,这个时候的白菜吃起来是一种酸酸的味道，它既不同于四川泡菜，也不同于南方那种绿色咸味的酸菜，切丝炒，剁碎拌饺子馅儿，通通美味。

最有特色的是汆酸菜，架起一口锅先熬制大骨浓汤，随后放入切成丝的酸菜，上面码着切成片儿的五花肉或者血肠（图6.3），边煮边吃，热气腾腾。小酌怡情，畅饮叙旧，高声大嗓地侃上几句，东北"范儿"才淋漓尽致。

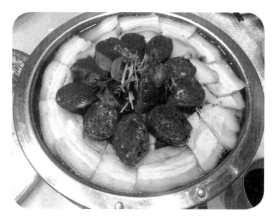

图 6.3　氽酸菜血肠

下午准时赶到医院，插空和主管业务的殷副院长聊天儿，他 1999 年毕业于牡丹江医学院，一直工作在泰来县人民医院心内科，担任副院长 2 年。

我问殷副院长："基层医院临床管理最难的是什么？"他说："引进人才非常困难，业务好的医生不愿意到基层来"。

另外又说道：2015 年开始进行的"住院医规范化培训"项目也有难度，他到我国南方的一些医院参观学习，看到南方大多数规培的医生学成之后必须回到送出单位服务 3 年以上，否则规培后考试得到的"一阶段合格证"要收回省卫计委处。但是黑龙江省没有这个规定，医生可以自主选择回来不回来，没有约束力，送出去的人可能不回来工作，医院还要每月发给他们 3000 元左右的工资，这样在医院工作的人，可能会更辛苦。

我又问他可不可以招一些有规培合格证的医生来，院长说：很难，如果送新招进来的住院医出去进行规培的话，面临着医院 3 年没有新医生入职工作，老医生到龄退休。人才断档，青黄不接，临床工作将受到很大影响。老医生和年轻医生的区别是对医院的认同感，老医生更爱岗敬业，年轻人的想法比较多，需要老医生的示教和传承。

我又了解了一下殷副院长对执业医师考试的态度，殷副院长说他非常支持现行的执业医师考试，尽管考试也有些难度，但是，通过执业医师考试以后的医生，业务水平有很大提高，能够保证医疗质量，可以对人民的健康负责任。

问到考试通过率，殷副院长说他们医院执业医师考试的通过率去年比较好，通过率有 80% 左右，以前通过率还是较低。究其原因，殷副院长认为目前的医学教育和临床还是有些脱钩，他认为经过正规的医学院校教育以后，医生有一定的胜任工作的能力，执业医师考试应该不成问题。但是现在他们医院的医生有一半人还是要去到外面，接受大概半个月左右的集中培训以后才能顺利通过考试。他们也有本院的继续教育项目，定期组织学习班培训，聘请外院专家授课。

我好奇地问殷副院长，能否通过执业医师考试，是与医生毕业的院校有关系？还是与医院等级有关系？殷副院长认为是与医生本人自身努力有主要关系，另外执业医师考试当中偏重于临床实践的内容占比小也有关系。

刚刚分到医院的年轻医生，都要参加1年轮转，而且是由主治医生以上的医生来指导他们，实践中也放手让他们做一些操作，从这一点上看，医院对培养年轻医生是付出了努力，所以近几年来泰来县人民医院的发展很快,医院在当地排名很高。

刚好来之前我在北京参加了国家医学考试中心关于考试改革的会议，讨论是否将执业医师考试分为两个阶段，第一个阶段在医学院大四年级进行，基础理论部分权重大；第二阶段安排在毕业后1年，更多的偏向于临床病例分析和诊断思路判别流程。殷副院长说这种改革好一点,考察医生的实践能力更重要。

提到最敏感的收入问题，我也问了殷副院长，殷副院长骄傲地说：我们医院医生的收入在齐齐哈尔地区比较还是挺高的。我问："一个月有7000~8000元"？院长脸上露出一丝尴尬，哈哈笑着说：没有、没有、没有，基本工资3000元，奖金2000元，这在当地已经算是不错的，政府的副科级公务员也就4000元左右的收入，相比之下大家很满意，工作积极性也很高。

年轻医生流失也是副院长很关注的问题，目前齐齐哈尔市里面的大医院在县城成立了分院，吸引了泰来县人民医院部分员工。我问，民营医院如何？副院长说，民营医院相对冲击小一点，因为毕竟民营医院规模小。

谈到县医院医生职称问题，副院长说：职称评审的权限已经下放到市里，考试晋升职称也标明是基层，没有外语和论文的苛刻要求，相对基层医生，尤其是乡镇卫生院的医生，还是有机会晋升职称，比较合情合理。

负责心内科的马主任，一看就是个精明强干的人，1983年医学中专毕业，后又不断地进修、学习，现在是主任医师。

心内科90多张床位，十几名医生，今年开始做冠脉造影，目前为止已经做了60~70例。复杂的患者需要从哈尔滨医科大学附属第一医院、第二医院请专家来指导。副院长说转运专家要比转运患者安全，而且患者在家门口接受治疗，会省去很大一笔费用。

泰来县人民医院建于1947年，当时只相当于一个县镇卫生院。2010年新的门诊、病房大楼落成（图6.4）。哈尔滨医科大学附属第四医院对口支援这里，泰来县人民医院与下面12个乡镇组成医联体，医生可以进行相互进修，也方便患者转诊。

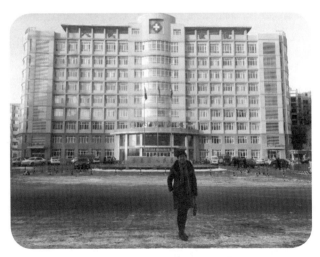

图6.4　泰来县人民医院

泰来县人民医院承担着全县 35 万人口的医疗保健工作，患者外出到大医院看病有很大困难，挂号难、住院难。像今天这样的恶劣天气，高速封路，患者无法转运，更难。患者对县医院还是比较认可，加之新农合和城镇居民都可以报销 70% 的医药费用，所以医院的患者经常是满满的。

以往由于单病种付费，那些合并多种疾病的患者，住院治疗的费用捉襟见肘。2016 年 5 月 1 日开始省和国家开展了"健康扶贫"项目，县财政对医院的支持力度加大，工疗和医保均不欠费，对复杂疾病和伴随疾病医疗费用超标的情况，医院也不再接受处罚，感到医院前景非常美好。

医院的特色也是与时俱进，尤其在普外科基本上普及腹腔镜手术。送出去的医生在外面大医院学到的腔镜技术，在县医院能够得到实用。内科电子胃肠镜开展得比较好，机器都是最先进的。大病不出县的目标越来越近。

殷副院长特别强调关于医患沟通这个问题，他认为所有的医疗纠纷其实都是沟通不利的结果。他给我举了个例子，说有一个患者，治疗中出现了点问题，由于沟通得好，患者说："大夫，我们知道你们不是神仙，平时你们对我这么好，就是你们的问题，我也不在意"。

2004 年到 2005 年医院为了引进人才，给愿意到这儿来工作的硕士研究生 10 万块钱安家费，在当时可以买一套 100 平方米的房子。现在医院有 4 名硕士研究生，2008 年以后陆陆续续有其他省市的大学毕业生愿意留在泰来县人民医院，因为它在省内的县医院排名前三，是个给年轻人发展机会的地方。

泰来县号称有四大文化：一是抗战文化，1937 年马占山率领中国军队在江桥阻截了日本侵略者，打响了抗战第一枪；二是抗洪文化，1998 年嫩江爆发大洪水，我们今天路过的大兴镇就是被洪水淹没最严重的地方，当年江泽民主席和朱镕基总理都亲临此地，慰问指导抗洪；三是湿地文化，泰湖湿地公园是国家 4A 级的景区；四是辽金文化，辽金时期的塔子城古城遗址，距县城 45 公里，古城是用夯土的方式建造的，可惜没有时间去拜访。

回程其实已经预想到可能会遭遇高速路关闭，尽管殷副院长热情挽留我们吃晚饭，但是想到交通不便，我们还是开车返回了。

一路紧赶慢赶到了高速路口，还是看到封路的牌子，一问才知道刚刚封了 10 分钟，我们打电话给殷副院长，试图说明我们有急事想驶上高速。但是殷副院长斩钉截铁地说：没有可能。

我们只好决定绕行上午说起的那条"希望"道路，因为明天还有任务，今天晚上必须冲出泰来县的包围圈，去找寻另外一座浮桥。就在我们最犹豫的时候，何主任打来电话，让我们别急，她说和她的先生马上开车过来给我们带路，因为天黑了，路又滑，而且绕道到乡里边，乡间小路一时半会儿找不着，那个地方不是正式的公路，所以也没有导航。

我们期待地等着他们追上来，20 分钟左右，黑暗中看到了他们的车打着双闪过来了。在黑得伸手不见五指的乡村田野中拐来绕去，没有导航信号，多数时间是沿着水边行车。开了近1个小时，何主任的车停下了，何主任下车，特意嘱咐我们要跟紧他们过浮桥。

两个车灯照过去，前面黑幕之中看见一座铁质的浮桥（图6.5），桥的一边结着冰，一边流水哗啦啦！汽车在凹凸不平的桥面颠上颠下，摇摇晃晃，终于过了嫩江，好像悬在头上的石头落了地，可算走出泰来县啦！

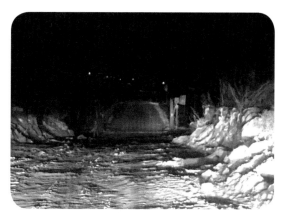

图6.5　黑暗中的铁质浮桥

过了浮桥大概又走了半个小时，在一个三岔路口，何主任的车停下来，他们两口子下来跟我们告辞（图6.6），告诉我们说向左拐弯儿，就可以直接上能够导航的公路。风雪之夜，握着何主任冰凉冰凉的双手，内心的感动油然而生，真是好心人呀！如果没有他们的带路，我们不知得转悠到半夜几点才能走上坦途。

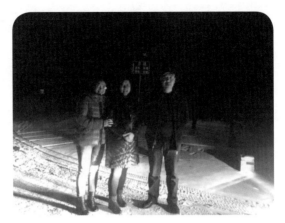

图 6.6　何主任两口子与我

　　一气呵成地介绍了交通行程，不能忽略我的主要任务——教学查房，在心内科抓紧每一分钟地看了患者，并针对这名患者进行了规范的教学查房。

教学查房病历简介

患者是一名 65 岁的女性，主诉：发作性胸闷 20 年，加重伴心悸 1 小时。

患者 20 年前出现阵发性胸闷，每次持续 3~5 分钟，严重的时候周身乏力、出汗，多于劳累或情绪激动后明显，症状发作时含服硝酸甘油症状可以缓解。平时在家间断口服"营养心肌"药物治疗。入院前 1 小时，患者出现胸闷伴心悸，自服"救心丸"后症状不缓解，家人拨打 120，急来住院治疗。

入院时心电图：交界性逸搏心律，心率 35~48 次 / 分。入院后患者呕吐两次胃内容物，并逐渐出现烦躁、四肢抽动、嗜睡。

【 查房的目的 】>>>>>>

1. 糖尿病酮症酸中毒的临床表现。

2. 糖尿病酮症酸中毒的纠正。

3. 电解质紊乱引起的心律失常及处理方法。

【 需要补充的病史 】>>>>>>

近 1 小时胸闷逐渐加重，随后出现胸骨后压迫感及上腹部疼痛，没有向左肩背部的放散。

既往糖尿病 21 年，皮下注射胰岛素，平时不检测血糖。

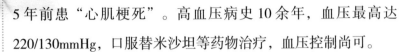

5年前患"心肌梗死"。高血压病史10余年,血压最高达220/130mmHg,口服替米沙坦等药物治疗,血压控制尚可。

吸烟30年,每天8~10支香烟。不饮酒。否认心脏病家族史。

【重点体检】 >>>>>>

T: 36.3℃, P: 48次/分, R: 26次/分, BP: 108/98mmHg。

意识模糊,呼之可应,呼气中有烂苹果味。皮肤黏膜干燥,四肢冷。口唇无紫绀,双肺呼吸音清,未闻及干湿性啰音。心界无扩大,心率48次/分,律齐,未闻及心脏杂音。腹部平坦,肠鸣音正常,全腹无压痛及反跳痛,肝脾未触及,双下肢无水肿,病理征未引出。

【辅助检查】 >>>>>>

1. 心电图(图6.7):频率在30~48次/分,窄QRS波群,QRS波群前可见逆行p波(或可见独立缓慢的心房活动,房室分离,心室率大于心房率),心电图诊断为交界性逸搏心律。

2. 尿常规: GLU阴性, BIL: 阴性, KET 3+, SG ≥ 1.030, pH: 5.5, PRO: +。

3. 动脉血气分析(正常值): pH 7.304(7.35~7.45), PCO_2: 37.60mmHg(35~45mmHg), PO_2: 122.10mmHg(80~108mmHg), 血浆碳酸氢根(HCO_3^-)18.30mmol/L(22~26mmol),标准碳酸氢根(SBC)18.40mmol/L(22~26mmol),

血浆总二氧化碳（tCO_2）43.50mmol/L（21~27mmol），全血剩余碱（ABE）–7.40mmol/L（–3~3mmol），细胞外剩余碱（SBE）–8.10mmol/L（–3~3mmol）。

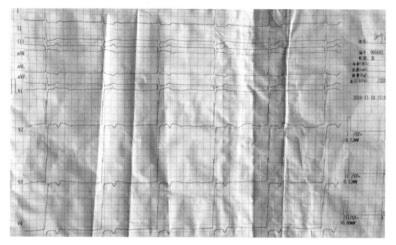

图6.7　患者心电图

4. 即刻血糖21mmol/L，血清钙离子1.85mmol/L，血清钾离子3.85mmol/L。

5. 心肌梗死标志物正常范围。

6. X线胸片（床旁）：两肺野纹理紊乱、增多，模糊，两侧肺门见增大，增浓。双膈面光整，肋膈角清晰锐利。主动脉结区见线样密度增高影。心影向两侧略增大。其他未见异常。

7. 超声心动图：各房、室腔内径正常范围。室间隔厚度：13mm。左室壁增厚，搏动幅度尚可。未见明显节段性运动异常。向心运动欠协调。左室射血分数：65%。

【诊断】>>>>>>

◆ 心律失常。

　心交界性心律。

◆ 2 型糖尿病。

　糖尿病酮症酸中毒。

◆ 冠心病。

　不稳定型心绞痛。

　陈旧性心肌梗死（下壁）。

　心功能Ⅱ级。

◆ 高血压 3 级（很高危）。

【诊断依据】>>>>>>

1. 交界性心律：脉率与心率缓慢，心电图提示：P 波消失，顺序出现的窄 QRS 波群，间期规律。

2. 糖尿病并发酮症酸中毒：有糖尿病病史，使用胰岛素但未监测血糖，近期出现乏力、恶心、呕吐、嗜睡。呼吸深快，意识模糊，呼气中有烂苹果味。皮肤黏膜干燥，四肢冷。尿酮体阳性。血气分析提示为代谢性酸中毒。

3. 冠心病及陈旧性心肌梗死：老年女性，有高血压、糖尿病、吸烟史，以及陈旧性心肌梗死病史，心电图Ⅱ、Ⅲ、aVF 导联可见病理性 Q 波，胸前导联有 ST-T 改变。近期经常发作胸痛，与劳累有关，提示为不稳定型心绞痛。能胜任一般体力活动。考虑心功能Ⅱ级。

4. 高血压：患者血压最高超过 180/110mmHg 为高血压 3 级，合并有心绞痛即为很高危组。

【危险分层评估】 >>>>>>

患者有多种疾病共存，此次入院主要表现为心动过缓、意识淡漠。通过相关的临床检查提示目前存在糖尿病酮症酸中毒，以及电解质紊乱表现。

严重酸中毒，失水，缺氧，体循环及微循环障碍容易诱发脑细胞水肿和中枢神经功能障碍，目前患者已经有嗜睡、四肢凉、血压偏低等症状，提示预后不良。

【讨论】 >>>>>>

问题 1　患者心动过缓、呼吸深大、嗜睡的病因可能是什么？

答：这是一名老年女性，有心肌梗死病史和糖尿病病史，此次入院前 1 小时再次出现胸骨后压迫感，通常首先会考虑到是急性心肌梗死发作。尤其是下壁心肌梗死，最容易发生缓慢性心律失常，如窦性心动过缓和三度房室传导阻滞。

患者发病 1 小时来就诊，这时候心肌坏死标志物不能够提供诊断依据，心肌梗死的诊断主要靠病史和心电图表现。该患者胸、腹痛一直持续，但是心电图没有相关导联的 ST 段抬高及动态的心肌缺血表现，不支持冠心病、心肌梗死再发的诊断，所以要马上进行鉴别诊断。

患者有糖尿病病史，虽然使用胰岛素治疗，但平时不监测血糖。这类患者一旦出现胰岛素中断或不足、感染、饮食失控、

陆

心跳减速，几度风险忧愁？竟然是酸中毒……

Liu

175

应激等因素刺激，会引发糖尿病酮症酸中毒。

检查患者尿常规提示有尿蛋白阳性，表明该患者出现了糖尿病的肾损害。糖尿病肾损害明显，肾功能不良时，患者也容易发生代谢性酸中毒的表现。

酸中毒时患者就会表现出呼吸深大，类似于呼吸困难，临床上还需要与心力衰竭进行鉴别。

问题2　患者心动过缓是由于酸中毒吗？酸中毒引起的哪些心律失常？

答：酸中毒时可以引发多种心律失常，包括窦性停搏、窦房传导阻滞、交界性心律、房室传导阻滞、心室自身节律、心室停搏及心室颤动等。

酸中毒引发心律失常的机制主要是细胞内钾外移。血浆钾浓度升高，细胞内钾离子减少导致心肌细胞膜静息电位减低，接近阈电位值时很容易引起心律失常，同时代谢性酸中毒能够降低心室颤动的阈值。

心率减慢可能与酸中毒时乙酰胆碱酯酶被抑制，乙酰胆碱聚积过多有关。

问题3　酸中毒时患者会有哪些临床表现？

答：酸中毒时，患者除了发生心律失常以外，由于氢离子本身能够舒张血管，导致患者出现面色潮红，血压下降。严重酸中毒时阻断了肾上腺素对心脏的作用，引发心肌收缩力减弱，心脏收缩迟缓，心输出量下降。心肌供血不足时患者会发生心绞痛。

呼吸加深加快是酸中毒患者非常常见的临床表现。代谢性酸中毒时体内酸性物质，特别是碳酸过多，此时机体的缓冲系统促进血中的碳酸转化成水和二氧化碳，血中二氧化碳分压升高，刺激呼吸中枢加快、加深呼吸来排出更多的二氧化碳，以便维持体内的酸碱平衡。

代谢性酸中毒时脑组织中的谷氨酸脱羧酶活性增强，γ-氨基丁酸生成增多，该物质对中枢神经系统有抑制作用，患者会出现嗜睡，甚至昏迷。另外，酸中毒时氧化磷酸化过程减弱，ATP 生成减少，脑组织能量供应不足，会出现疲乏、眩晕、烦躁等临床表现。

患者出现胸口及上腹持续性疼痛，并不是典型的心绞痛。糖尿病酮症酸中毒时有时也表现腹痛，其原因可能是酸中毒刺激腹膜神经丛，引起腹肌紧张，形成假性腹膜炎；酸中毒时细胞内缺钾，可引起胃扩张和麻痹性肠梗阻也可以导致腹痛。

问题 4　该患者心动过缓需要处理吗？

答：患者心动过缓的心电图特点，频率在 30~48 次 / 分，窄 QRS 波群，QRS 波群前可见逆行 p 波（或可见独立缓慢的心房活动，房室分离，心室率大于心房率），心电图诊断为交界性逸搏，这种交界性逸搏连续发生，形成节律，称为交界性逸搏心律。

交界性逸搏及交界性逸搏心律，具有防止心室停顿的生理保护性机制，通常与迷走神经张力增高、显著的窦性心动过缓或房室传导阻滞有关。

交界性逸搏无须治疗。交界性逸搏心律，可以由于某些病因或诱因短时间出现，也有一些人持续存在交界性逸搏心律，如果不引起血流动力学改变，不给予干预治疗，建议定期复查心电图。

对于可以找到病因或诱因的交界性逸搏心律患者，应该以"去除病因，解除诱因"为主，设法提高窦房结的发放频率，改善房室传导，必要时给予起搏治疗。

我们现在讨论的这名患者出现交界性逸搏心律，考虑是由糖尿病酮症酸中毒所致，因此，目前针对她的心动过缓，暂时不给予特殊治疗（包括临时起搏），以纠正酮症酸中毒治疗为主。

问题5　如何纠正糖尿病酮症酸中毒？

答：1. 尽快补液以恢复血容量，纠正失水状态。在1~2个小时内，输入0.9%的氯化钠1000~2000ml，前4小时输入失水量1/3的液体。

2. 老年或心肾功能不良的患者每4~6小时输液1000ml，24小时输液量为4000~6000ml，快速输液仍不能提升血压时，可换输胶体溶液。

3. 降低血糖：小剂量胰岛素泵入，胰岛素0.1U/（kg·h），血糖下降速度每小时降低3.9~6.1mmol/L。当血糖下降到13.9mmol/L时开始输入5%的葡萄糖溶液。

4. 纠正酸碱平衡：血气分析pH值大于7.1者，经足量补液及胰岛素治疗后酸中毒可纠正，不需要补充碱性药物；当pH值小于7.1，$HCO_3^- < 5mmol/L$时，可以用1.4%的等渗碳酸氢钠（5%的碳酸氢钠84ml加注射用水至300ml配成）1~2次。

5. 及时复查尿酮体，一旦转阴性，可以终止补液，调整口服降糖药或皮下注射胰岛素。

提示注意的是该老年女性患者合并冠心病、高血压等多种疾病，治疗中还应该检测肾脏功能变化，肾脏是人体调节酸碱平衡的重要器官，尽量减少对肾脏损害的药物。

问题 6　该患者时有手足抽搐发作，血钙低，如何检查发现，以及纠正低钙血症？

答：血清钙离子浓度低于 2.25mmol/L 时，诊断低钙血症。多种原因可引起血钙降低，最多见的原因是甲状旁腺功能减退、维生素 D 代谢障碍和肾功能衰竭。体内发生酸中毒时能够引起蛋白结合钙降低，也会出现血清钙降低。

钙离子可抑制钠离子内流，低钙血症时这种抑制作用减弱，使细胞膜的钠内流增加引起动作电位的阈值降低，从而增加神经肌肉兴奋性，出现持续性电活动，导致患者出现相应的临床症状。

低血钙引发的一系列临床症状：轻症时出现手指、脚趾及口周感觉异常，四肢发麻，刺痛，手足抽动；严重时出现手足抽搐。其他情形，如全身平滑肌痉挛诱发哮喘，腹痛，胆绞痛；血管痉挛引起头痛、心绞痛。

低血钙可使迷走神经兴奋性增高，导致患者发生心动过缓或心脏停搏。

低钙血症时，在为患者体检时应该考虑做以下二项检查：

（1）面部叩击征（Chvostek's sign）：轻叩外耳道前面神

经引起面肌非随意收缩称为阳性。

（2）束臂征（Trousseau's sign）：血压计的袖带包裹上臂打气使桡侧的脉搏暂停若在 5 分钟内即见手搐搦称为阳性。

低钙血症的心电图表现是 Q-T 间期延长，T 波低平或倒置。

低钙血症出现症状时，一般采用 10% 的葡萄糖酸钙 10ml 稀释后静脉缓慢注射，每分钟不超过 5ml，静脉注射后，症状可以立即改善，必要时可重复使用。

静脉注射葡萄糖酸钙可以有全身发热、恶心、呕吐。钙具有兴奋心肌的作用，静脉注射过快，可产生心律失常，甚至心脏骤停。因此注射过程中应密切监测心率。

如果低钙血症症状反复发作，可以 10~15ml/kg 的浓度，在 6~8 小时内静脉输入，但钙剂对静脉刺激大，尤其小儿不宜使用。一旦注射时出现药液漏出血管外，可导致皮肤发红、皮疹，甚至出现脱皮、组织坏死，应立即停止注射，局部冲洗、湿敷，涂抹 1% 的利多卡因或氢化可的松膏等及时处理。

【查房小结】>>>>>>

水、电解质、酸碱平衡，在临床当中是非常需要关注的内容，通常我们考虑比较多的是疾病诊断，但疾病的并发症能够引发人体酸碱失衡。酸碱平衡失调后，可以伴发水和电解质紊乱，患者会出现相应的临床症状和体征，严重时甚至可危及生命。

人体的体液占体重的 65% 左右，包括细胞内液、组织间液、淋巴液、脑脊液和血液。这些液体虽然彼此分隔，成分不同，但机体通过血液的循环流动，使各种液体之间相关联，人体的细胞膜、浆膜、血管壁等组织结构精准地调控内外体液的容量、电解质浓度、渗透压和酸碱平衡。

正常人血液的 pH 值为 7.35~7.45，为偏碱性体质。pH 值在小于 6.7 时有生命危险。

我们所吃的食物也分为酸性和碱性。同时，人体组织细胞在代谢中也会不断地产生酸性物质和碱性物质。正常情况下，人体能够自动调节体内环境，使各种体液保持一定的酸碱度范围，以此来维持正常的生理活动。

体液电解质组成缓冲对调节酸碱平衡，同时多种无机离子作为金属酶或金属活化酶的辅助因子，在细胞水平对物质代谢进行调节，让生命的新陈代谢正常运行。

体内的碱性物质主要来自于食物和碱性药物，而酸性物质主要来源于自身的葡萄糖、脂肪和蛋白质的代谢，所以相对酸性体质者更多。酸性物质增多，会使人感觉疲乏，注意力不集中，通常认为这是亚健康表现。

当人体因创伤、感染、不良饮食习惯破坏了这种平衡，并超出人体的调节能力时，就会出现亚健康和疾病状态。

体内酸性物质过多，还可以导致骨质疏松；酸性盐沉积在关节腔内引起关节炎；胃酸过多，引起烧心、反酸，胃溃疡。

我们日常生活中的碱性食物包括蔬菜、水果、豆制品、牛奶、茶叶等；酸性食物，主要有肉类、鱼、动物脂肪、植物油、米、面食等。所以在指导糖尿患者饮食时，也应该强调酸性食物和碱性食物的搭配。

正如我们今天讨论的这名患者，纠正酮症酸中毒之后，患者神志转清醒，腹痛症状缓解，心电图恢复到窦性心律。应该做好健康宣教，防止糖尿病酮症酸中毒的再次发生。

【诊治流程与思路】>>>>>

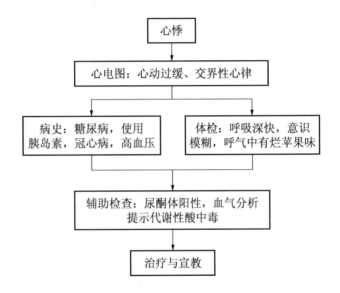

• 浏览本章更多精美图片

请扫描二维码

柒

山雨欲来风满楼，血管被堵，
药物溶栓再开通……

2017 年 4 月 17 日
江西省上饶市余干县

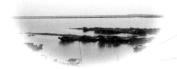

江西省上饶市余干县，闻其声，阅其形，地图上的形状确实是像一条漂亮的热带鱼！紧邻中国最大的淡水湖——鄱阳湖。湖泊众多的分枝曲绕相连，编织成它丰富的血脉，被其分割出的土地轮廓清晰，恰似它艳丽的鳞片儿。

　　我于早晨 7 点半就抵达了余干县，进入余干县人民医院，在通往心内科病房的走廊里恰好经过王琰康主任的办公室，他的办公室里这么早就挤满了人，里三层外三层，都是从乡下来看病的门诊患者，他们根本不需要挂号，往往径直找到自己最信任的医师，然后直接进病房看病。患者家属有推着架子车的、有抱着铺盖卷儿的，本想拍张照片留念，但窗外朝阳投射过来的光芒除了略微有点刺眼，就是让拍出的照片儿里只见明亮的墙壁和黑黢黢的人影（图 7.1）。

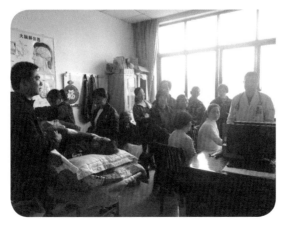

图 7.1　心内科王琰康主任的病房门诊

　　余干县人民医院历史悠长，始建于 1928 年，当时曾属于私立县立医院，老的院区坐落于县城内一弯琵琶形的小湖中间，碧水、白墙、灰顶、翘廊，风景优美。2005 年因为城北开发，县医院搬迁到现在的新院区来。询问王主任是否有老院区的旧照片，他笑着说："2005 年还没有能拍照的手机，大家也都没有照相留存历史的意识，所以只能将它深刻地留在记忆里了"。

　　新建成的县医院有宽大的停车场，医院大门旁的建筑有点个性，平直两面墙的中间是一个玻璃质地的圆形嵌入，顶端类似直升机的停机坪，只可惜四边是镂空的装饰，根本就不可能停泊任何飞机（图 7.2）。

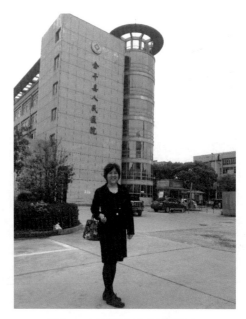

图 7.2　余干县人民医院

院内的内科大楼于 2014 年建成，9 层高的大楼方方正正，大厅朴素而略显拥挤，病房楼道很宽敞，房间里住满了患者，有护士来去匆匆。心内科有 50 多张床位，我来之前就听说他们是少有的仍保持三级查房传统的县医院。

王主任 1994 年毕业于宜春医学院，一直在余干县医院工作了 20 余年。2000 年他去上海进修，在旁边看着别的医生做心脏导管手术。2005 年的时候，他就已经在酝酿着成立本院的导管室。他真正学习操作心脏导管是在江西省人民医院，2015 年学成之后自己回来开展工作。王主任的志向与聪慧令人敬佩，出去学习的人不少，但学成归来又能够学有所用的人并不多。现在心内科每个月要为急性心肌梗死患者做 10~20 台介入手术。王主任说，院长的支持起了非常大的作用。

想不到 2008 年的汶川大地震，远在千里之外的王主任也去了灾区援救。本来应该有机会升迁去做管理工作，但他执着地热爱临床，一直留在基层多年，依旧踏踏实实地在临床一线诊治病患，带领年轻的团队不断实践，下面的医务人员对王主任都很尊敬。

科里的年轻医生主动学习的热情很高，王主任说："医院也想尽办法培养年轻人，基本上都有机会送出去进修"。

科里的一位年轻医生，姓名单字是伟，我听到有人喊他"伟哥"，2015 年毕业于天津医科大学，老家在此，毕业后回到县医院工作。在王主任的引领下从事介入治疗，今年准备送去北京的大医院进修。医院、科室为了培养人才还是愿意付出的，

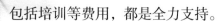

包括培训等费用，都是全力支持。

我在医师办公室恰好看到高大帅气的谢医生，他来自南昌的江西省人民医院，在这里对口支援已经有 3 个多月了。他需要完成半年的轮岗，因为距离南昌的家比较近，周末可以回去看看。谢医生毕业于 2005 年，留在江西省人民医院工作，有 5 年多的心脏导管介入手术经验。

我问谢医生到这里来对县医院有什么帮助？自己有什么感受？王主任连忙抢过话头说："他的帮助可大了，帮我们查房、讲课、指导用药，还可以亲自做心脏导管手术！"谢医生特别谦逊地笑着回答，"其实我在这里也学习了很多东西，有很多感受。县医院的工作环境和工作方式与省人民医院是不一样的。一是基层医师的工作很繁重，医师少，患者多，他们几乎没有休息日；二是内科患者分科没有划分得很清晰、细致，大多数的看诊类似于全科，病种比较多；三是亚专科在逐步地推广，如现在心内科分出来后，各种相关手术也慢慢做起来，但技术成熟需要有一个过程；四是还需要强调规范化诊疗的过程、文献的学习、培养合理用药的意识等"。

谢医生告诉我，江西省人民医院会根据县医院的要求来选派对口支援的高年资主治职称以上的医师，如影像科、检验科、内科、外科医师、技师等，以便能够更好地为县医院服务。而且对口支援医生的工资、奖金都不受影响，保证了他们安心地在基层工作。对口支援医师对县医院的帮助有很多，例如，帮助县医院建设正在规划的有 16 张床位的 ICU 病房等，这些具体的指导对县医院来说是特别的"及时雨"！

当然，一旦有在县医院处理不了的疑难杂症，也会将患者直接转至南昌的江西省人民医院，这种相互合作，不但有利于省、县医院的协同发展，更有利于患者接受及时、合理的最佳治疗。

中午，与神经内科的李主任和心内科的王主任共进午餐。席间聊得最多的话题是当下最热议的"医改"。余干县人民医院早几年就施行了"药品零差价"政策，因为基层医生的工作量较大，住院患者多，所以经济效益还是不错的，领导对于员工的培训教育也很重视。虽然当地有十几家的"私立医院"，而且私立医院的工资待遇更好，但是县医院的医师、护士很少被"挖走"。

这里的菜品很有当地特色。银鱼泡蛋（图7.3）：一盆艳黄色的水蛋羹中裹着乳白色的丝状小鱼。王主任说："这个可是当年给朱元璋皇帝进贡的菜！贵气的就是这种小银鱼，它们

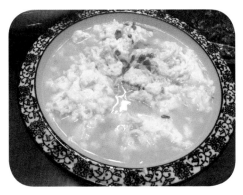

图7.3　银鱼泡蛋

活着的时候通体透明，是鄱阳湖的特产，捞出水面晒干就变成银白色"；辣椒炒尖嘴鱼（图7.4）：典型的江西菜，江西人不怕辣，我吃一口，辣味上窜，眼泪横流。尖嘴鱼如其名，嘴巴尖尖的，据说只能晒干了吃，鲜活的时候吃起来味道会很腥！

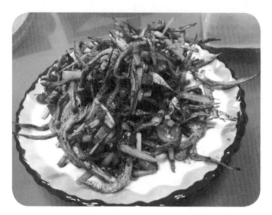

图 7.4　辣椒炒尖嘴鱼

返回南昌的时候，王主任执意要开车亲自送我们一程，余干县是他的老家，他要将这里能够存留记忆的东西展现给我们看。

王主任第一次停车是为了给我们指一处石牌楼，看高高的牌楼梁上书写着描金大字"枝叶园"。进去是个不太大的庭院，正对着的矮树丛中立着一块大大的石壁（图7.5），上书"乌泥吴氏源流记"。原来这里是曾任中央政治局常务委员，中央纪律检查委员会书记吴官正的老家，而吴官正也是这块儿土地养育出的名人。庭院很简朴，有着灰色的拱墙，绛红色的大门紧锁。住在周围的老百姓说，吴官正小的时候就非常聪明，以后工作繁忙很少回来。听得出这位老乡话里话外对本地出名人的自豪感。

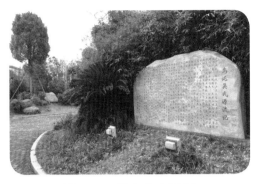

图 7.5　吴家老宅石刻

第二次停车是我主动要求的，我看到农田的边边角角，有很多大小不同的灰黑色圆形塔状物，原来这是当地人的坟墓（图 7.6）。在北方，坟墓都是一个一个的土堆，好一点儿的可能砌成一个小围墙，正面立块石碑。但是这种由砖石砌成圆锥状的墓葬，我是第一次看到。墓冢各自不同，高低错落有致，颜色黝黑，为绿色大地点缀出的一抹人文风景。

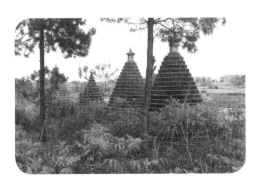

图 7.6　当地人的墓冢

第三次停车是在鄱阳湖著名的"康山大堤"上。这条堤长44公里，是 20 世纪 60 年代围湖造田的壮举。当年 10 万农民完全是靠肩扛、手推来填土、夯地，历经 2 年时间，硬生生地将鄱阳湖的一个边切割下来，在中心区域围出一个大型的内陆湖，成为鄱阳湖区四个分蓄洪区之一。不但使将近 9 万人口不再受突袭洪水的侵害，同时围垦出 17 万亩肥沃良田用于种植。

大堤的标志在地图上难以寻觅，在大堤宽阔的路面上，两辆车可以并行。如果不是听王主任介绍，真的很难辨别这条柏油路与其他的省级公路有什么不同。路面时现坑坑洼洼，也能够见到修路的渣土车以不同角度倾倒出混凝土来填补凹凸不平的路面。

站在大堤上远望，左侧是绿油油的农田和散落的两三层楼高的农家院（图 7.7），是典型的江西民居，白墙灰瓦、描窗画廊。

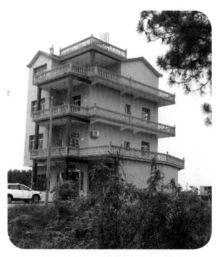

图 7.7　散落的农家院

右侧是一眼望不到头的湖水，对面应该是鄱阳县城。湖边有绿草柔软的浅滩，有月牙形状的港湾，其中停泊着编了码号的小渔船，休憩的鸬鹚护卫般的守候在一旁（图7.8）。

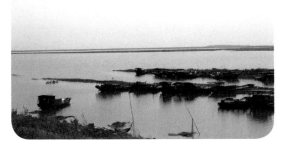

图 7.8　渔船与鸬鹚

水面上有小鸟自由翱翔。秋天这里将掀起观鸟热潮，多得数不清的鸟群经过这里休憩补食，喜欢摄影的人到此会满载而归。

内湖周围有七八个乡镇和一个大型的国有垦殖场。王主任说他的老家康山乡原来是一个岛，进出需要划船。他小的时候整日与水为伴，水里的鱼很多。那个年代粮食不多，米比鱼贵，肚子饿了的时候，妈妈会说："吃条鱼吧！"康山大堤修成后，他的老家总算可以开车方便地进出。

现在湖里面的野生鱼少了，渔家人在湖中间围出很多"格子"养鱼，能够看见一叶一叶扁舟穿梭于湖面，"渔民"去喂养这些鱼，捞起来称它们是"活水鱼"。活水煮湖鱼——当地的一大美食！圩堤之前没有井水，当地的渔民将从水里打出来的鱼就地用鄱阳湖的水来煮，原汁原味，格外鲜美。

康山乡人杰地灵，不到 1 万人的乡村，每年有六七百人考出去上大学，有些人远赴重洋，有所作为。我猜测当地人这么聪明，是不是与常年吃鱼有关呢？

今日的康山已经不再是单纯的"小岛"，郁郁葱葱的树木掩映着高低错落的民居，靠堤的这侧有座"忠臣庙"。据说当年朱元璋与陈友谅率部鄱阳湖边鏖战 18 年，最后在康郎山下决雌雄，陈友谅的大将打到最后只剩 36 个人的时候，一个一个跳到湖里自戕。朱元璋听闻，惋惜军人忠烈，修建了这所庙宇祭奠。

一直疑惑为什么江西人自称"老表"，有一说法也与朱元璋有关。就说当年作战，朱元璋曾身负重伤，康山的老乡将他藏在山洞，喂饭疗伤。临走时，他告诉老汉："有朝一日我当皇帝，你要是进京找我，就说'是康郎山老表'"。从此，就有了江西"老表"这个称谓。

当年围起的土堤如今长满了青草，如有航拍，肯定如鄱阳湖美女脖颈上的那条翡翠项链。堤坡上有很多开着白花的植物，让人忍不住地想跑下去踏水怡情。王主任制止着说："不能下去，当心血吸虫！"

血吸虫？职业的敏感，让我眼前立即浮现出血吸虫病患者的模样，骨瘦如柴，肚大如鼓。我年轻的时候还真见过不少因这类病痛进京求医的患者，患者描述过重灾区的情况，几乎家家都有被感染的患者，先是腹痛、腹泻，有的还发烧、气喘、胸痛，最后个个肝硬化、脾增大，痛不欲生，直至死去。

我读小学的时候就学习毛泽东诗词，记忆和理解最深刻的是《七律二首·送瘟神》："绿水青山枉自多，华佗无奈小虫何！千村薜荔人遗矢，万户萧疏鬼唱歌""天连五岭银锄落，地动三河铁臂摇。借问瘟君欲何往，纸船明烛照天烧"。至今都还清楚地记得老师边诵读边解释，声情并茂。即刻仿佛都能够在脑海中浮现出水边千人聚集，又扬铁锹又放火烧"瘟神"的场景。

幸得 20 世纪 50 年代末期，在中央血防组的支持下，医疗队免费为疫区人民治病。那些年经过科研实验，找到了防治消灭血吸虫病的措施，即消灭血吸虫宿主——钉螺。为什么近些年来又有血吸虫病复发了呢？是因为疏于管理吗？

我向王主任介绍，我们首都医科大学附属北京友谊医院的热带病研究所非常著名，并且有他们独立的住院病房，对包括血吸虫在内的各种"虫子病"的诊断、治疗有独到之处，将来如有这方面疑难杂症的病患，我可以引荐和帮助，帮助患者得到适宜的治疗。

鄱阳湖的水面波光粼粼，不愧是中国第一大淡水湖，它分属好几个县，我们开车走了半个多小时，也只转了它的一个小角角。

就在这短短的半个小时，王主任的电话铃声响个不停，都是关于患者的求助电话，看得出来，他的工作的确是特别繁忙，因此也不敢奢望其久留于此徜徉，匆匆驶过长堤，挥手告别！

从南昌机场到余干县约 100 公里，开车需要 1 小时 20 分钟左右，全程高速。沿途风景优美，大大小小的湖泊、水塘与河流，与农田交织，与农舍相伴。水中有草，草中有潭，潭中有影，影中有情。常言道"仁者乐山，智者乐水"。无论是走高速，还是绕行下面的长堤，沿边风景都使人心旷神怡。

汽车快速地驶出了余干县，但上午在心内科教学查房的那一幕却久久地浮现在脑海中……

教学查房病历简介

患者是一名 83 岁的老年男性，中等身材，营养良好，看不出有这么大的实际年龄。同大多数当地农民一样，平时很少生病，也几乎不去看医生。吸烟 40 余年，每天 20~30 支；少量喝点白酒。家人和睦，日子小康。

入院前 5 小时，清晨起床时突然感到心口不适（住院后据医生追问是心前区压榨性疼痛）。不伴有头晕、呼吸困难；也没有反酸、打嗝、恶心、呕吐。随后家人就近送他到镇上医院看病，当地的医生给他做了心电图后，告诉他怀疑是"急性心肌梗死"，建议转来县医院。

到了县医院，医生复查心电图（图 7.9）后发现：V_2~V_4 导联的 ST 段弓背向上抬高大于 0.3mV，诊断为急性前壁心肌梗死。收入心内科住院，因患者及家属不同意行介入治疗，故立即给予静脉尿激酶溶栓治疗。

静脉溶栓治疗后 1 个多小时患者胸痛缓解，心电图 V_2~V_4 导联的 ST 段回落＞50%（图 7.10），后来监测心肌酶的最高峰为胸痛后的 14 小时。根据临床判断标准：符合静脉溶栓成功，治疗效果满意。

这次我们查房要讨论的是"急性心肌梗死"患者静脉药物溶栓治疗的相关问题（图 7.11）。

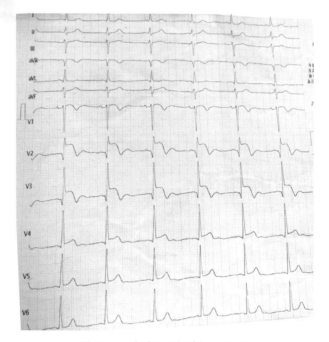

图 7.9　患者入院时的心电图

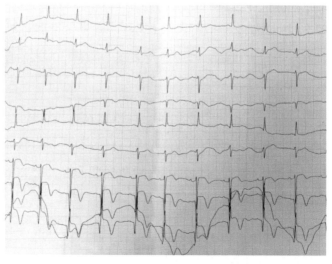

图 7.10　溶栓后 1.5 小时的心电图

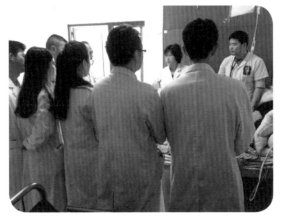

图 7.11　余干县医院教学查房

【查房的目的】>>>>>>

1. 了解药物静脉溶栓的概念。

2. 熟悉各类溶栓药的机制与适应证。

3. 掌握静脉溶栓药物的使用方法、剂量，以及静脉溶栓后抗凝药物的合理应用。

【需要补充的病史】>>>>>>

患者为 80 多岁的老年人，这种高龄老人，进行静脉溶栓治疗，一定要关注出血风险，所以病史中，应该在现病史中详细询问以往有无出血情况，如痰中带血、柏油样黑便、痔疮等。既往史包括以往有无高血压、糖尿病、血脂异常；应重点询问有没有支气管扩张、消化性溃疡、恶性肿瘤等病史。家族史中有无类似疾病发生。

【重点体检】 >>>>>>

患者的生命体征：T：37.0℃，P：54次/分，R：20次/分，BP：120/70mmHg。神清，双侧颌下未触及肿大淋巴结，咽不红、扁桃体不大。双肺呼吸音粗，未闻及明显干湿性啰音，心律齐，54次/分，腹软，无压痛及反跳痛，肝脾肋下未及，肠鸣音5~6次/分，双下肢无水肿。

另外，我们还应该重点关注患者是否存在贫血表现，如面色及睑结膜无苍白。全身无出血点及瘀斑。心界不大，各瓣膜听诊区未闻及杂音。双侧足背动脉对称，搏动良好。

【辅助检查】 >>>>>>

1. 血常规（正常值）：WBC 9.25×10^9/L［（4～10）×10^9/L］，GR88.21%（45%~77%），RBC 3.62×10^{12}/L［（3.5~5.5）×10^{12}/L］，HGB 116g/L（110~160g/L），红细胞压积HCT 35.4%（36%~50%），平均红细胞体积MCV 97.80fl（86~100fl），平均红细胞血红蛋白含量MCH 31pg（26~31pg），平均红细胞血红蛋白浓度MCHC 328g/L（310~370g/L），PLT 141×10^9/L［（100~300）×10^9/L］。

2. 血生化：血尿酸：437μmol/L，肌钙蛋白T2（cTnT2）41ng/ml。肌酸激酶动态升高，最高峰在14小时。其余指标大致正常。

【诊断】>>>>>>

◆ 冠心病。

急性前壁心肌梗死。

静脉尿激酶溶栓（再通）。

窦性心动过缓。

心功能Ⅰ级（Killip 分级）。

◆ 高尿酸血症。

【诊断依据】>>>>>>

危险因素具备：老年，有吸烟史。患者为急性起病，以胸骨后压榨性疼痛为主，心电图表现为前壁 ST 段弓背向上抬高，心肌坏死标志物升高。以上符合冠心病，急性前壁心肌梗死的诊断。

静脉溶栓治疗后，在 2 个小时之内胸痛缓解，心电图有大于 50% 的 ST 段回落，心肌酶谱峰值提前到 16 个小时之内，符合临床血管再通标准。

患者为急性心肌梗死，心功能故应采用 Killip 分级标准，两肺未闻及干湿性啰音，判断心功能（Killip）Ⅰ级。

血生化检查提示血尿酸升高。

【危险分层评估】>>>>>>

<u>高龄</u>、女性、Killip 分级Ⅱ～Ⅳ级、既往心肌梗死史、心房颤动（房颤）、<u>前壁心肌梗死</u>、肺部啰音、收缩压＜100mmHg、

心率＞100 次 / 分、糖尿病、cTnT 明显升高等是急性 ST 段抬高型心肌梗死（ST segment elevation myocardial infarction, STEMI）患者死亡风险增加的独立危险因素。该患者具备上述中标识的 3 项。

溶栓治疗失败、伴有右心室梗死和血流动力学异常的下壁 STEMI 患者病死率增高。合并机械性并发症的 STEMI 患者死亡风险增大。

冠状动脉造影可为 STEMI 风险分层提供重要信息。但由于该患者拒绝接受介入治疗，故仅能够通过上述临床指标判断。

【讨论】>>>>>>

问题 1　STEMI 患者是冠状动脉内发生血栓，为什么被称作"静脉溶栓治疗"？

答：无论是动脉还是静脉内都会出现血栓，可短时间内（通常是指脑血栓 3 小时之内，心脏血栓 6 小时之内）通过注射溶栓药物使新鲜血栓溶解，达到血管再通，从而部分或完全恢复组织和器官的血流灌注，减少患者的病死率。如果是经过动脉穿刺送入导管，将溶血栓药物直接注射到血栓部位，则称为"动脉溶栓治疗"；而经外周静脉输入溶血栓药物，通过血液循环使溶栓药物到达血栓部位发挥作用，则称为"静脉溶栓治疗"。

动脉溶栓治疗的优点是用药量小、溶栓时间短、溶解血栓效率高、并发症少。由于要通过有创的方法进行，如要进行动脉穿刺插管，费用高，技术要求复杂，目前仅在特殊情况下，如行介入手术（percutaneous coronary intervention，PCI）时采用。

静脉溶栓治疗的优点是方法简单、给药迅速、费用低、操作易行，尤其适用于没有介入手术条件的基层医院的血管再通（再灌注）治疗。即便在发达的欧美国家，静脉溶栓治疗与导管介入手术比例亦相当，所以应当给予足够的重视。

问题 2　常用的溶栓药物有哪些？作用机制与效果如何？

答：你们可能都见过公共厕所里盛尿液的大桶吧？但是很少有人想过这是干什么用的，其实从健康人的尿液中可以分离出今天我们提到的最早一代的溶栓药物——尿激酶。

1986 年在《微生物学杂志》上，日本绿十字公司的科学家宣称，他们首次成功地分离和测定了尿激酶基因序列，并使用人肾脏细胞进行组织培养、获取了这种酶蛋白。

尿激酶（Urokinase）直接作用于内源性纤维蛋白溶解系统，裂解纤溶酶原成为纤溶酶，纤溶酶是一种非特异性蛋白水解酶，不仅能降解纤维蛋白凝块（血栓），亦能降解血循环中的纤维蛋白原、凝血因子 V 和凝血因子 VIII 等，从而发挥溶解血栓作用。

尿激酶的优点是没有抗原性和致热原性，价格便宜，国内可以生产，所以是目前很多基层医院正在广泛使用的药物。首都医科大学附属北京友谊医院从 20 多年前开始用尿激酶为患者溶栓治疗时，我曾感觉特别神奇，濒死的剧烈胸痛患者用药之后瞬间胸痛消失，拉着医生的手由衷感激。在当时没有支架介入手术的年代，尿激酶挽救了很多人的生命，降低了心力衰竭等并发症的出现频率。

尿激酶毒性很低，没有明显的致畸性、致癌性和致基因突变性，临床也罕有过敏反应报道。尿激酶的半衰期较短，仅有20分钟左右，大部分可以经肝脏快速清除。尿激酶的冠状动脉再通率较低，大约为50%。

链激酶 Streptokinase（SK）是国外应用最早、最广泛的一种溶栓剂。它从链球菌中分离出来，有一定抗原性。早年我在使用链激酶时，出现过敏及变态反应的患者比较多。可能的原因是国人感染链球菌很常见。因此，链激酶在半年内不宜重复应用。

SK能使纤维蛋白溶酶原激活因子前体物转变为激活因子，后者再使纤维蛋白原转变为有活性的纤维蛋白溶酶，使血栓溶解。半衰期约15分钟，对新形成的血栓起效快、效果好。临床实验经冠状动脉造影证实的血管再通率为36%~55%。SK还能提高血管腺苷二磷酸（adenosine diphosphateADP）酶活性，抑制ADP诱导的血小板聚集，预防血栓形成。

关于心肌梗死生存的国际研究（Second International Study of Infarct Survival，ISIS-2）显示：对于17 000多名发病24小时（平均5小时）内的急性心肌梗死患者，SK使其5周心血管病死率降低25%，SK合并阿司匹林使病死率降低42%。

大剂量尿激酶或SK进入血循环后，对血栓部位或循环中的纤溶系统均有激活作用，因此也被称为"非选择性的溶栓剂"。患者体内纤溶酶活性明显提高，纤维蛋白降解产物（Fibrin degradation products，FDP）积聚，凝血因子消耗，表现出全身高纤溶血症状态。停药几小时后，纤溶酶活性恢复至原水平。

组织纤溶酶原激活物 Tissue plasminogen activator（t-PA）是纤溶系统的关键物质，广泛存在于机体的各个组织内。其主要由血管内皮细胞合成、分泌，对纤维蛋白有高度亲和力，是天然的血栓选择性纤溶酶原激活剂，选择性地与血栓表面的纤维蛋白结合，可以将酪氨酸纤溶酶原降解成纤溶酶，从而溶解血栓。

目前通过基因重组技术能生产大量的重组组织型纤溶酶原激活剂（Recombinant tissue plasminogen activator，rt-PA）、单链尿激酶纤溶酶原激活剂及乙酰化纤溶酶原 – 链激酶激活剂复合物，它们不影响血循环中的纤溶系统，因而被称为"选择性的溶栓剂"，这些药物选择性地作用到血栓部位，使血栓部位结合的纤溶酶原激活，起到溶栓作用，故不产生全身纤溶状态，出血等不良反应减少。

20 世纪 90 年代我参与过"半量 rt-PA 和全量尿激酶对国人急性心肌梗死后溶栓的效果研究"（A randomized trial confirming the efficacy of reduced dose recombinant tissue plasminogen activator in a Chinese myocardial infarction population and demonstrating superiority to usual dose urokinase：the TUCC trial），TUCC 研究结果显示：半量 rt-PA（50mg）血管再通效果亦优于尿激酶，平均再通率为 70% 左右。

欧洲 rt-PA 协作研究组对 rt-PA 100mg 的研究结果表明，

治疗组 14 天病死率降低了 51%，3 个月病死率降低了 36%；发病 3 小时内开始治疗者，14 天病死率降低了 82%，3 个月病死率降低了 59%。

问题 3　常用的溶栓药物的使用方法和剂量如何选择？

答：1. 阿替普酶（rt-PA）：全量 90min 加速给药法：首先静脉推注 15mg，随后以 0.75mg/kg 在 30min 内持续静脉滴注（最大剂量不超过 50mg），继之以 0.5mg/kg 于 60min 内持续静脉滴注（最大剂量不超过 35mg）。半量给药法：50mg 溶于 50ml 专用溶剂，首先静脉推注 8mg，其余 42mg 于 90min 内滴完。

2. 替奈普酶：30~50mg 溶于 10ml 生理盐水中，静脉推注（如体质量 < 60kg，剂量为 30mg；体重每增加 10kg，剂量增加 5mg，最大剂量为 50mg）。

3. 尿激酶：150 万 U 溶于 100ml 生理盐水，30min 内静脉滴注。

4. 重组人尿激酶原：20mg 溶于 10ml 生理盐水，3min 内静脉推注，继之以 30mg 溶于 90ml 生理盐水，30min 内静脉滴完。

问题 4　静脉溶栓时，尿激酶等溶栓药物与肝素类抗凝药物使用的先后顺序是什么？应注意什么？

答：溶栓治疗合用肝素的价值是一个非常关键而且正在研究中的问题。

1. 尿激酶、链激酶溶栓结束后 12h 皮下注射普通肝素 7500U 或低分子肝素，共 3~5 天。

2. rt-PA 由于半衰期短，仅为 3~5min，对血液循环中的纤维蛋白原活性影响小，对肝素具有更大依赖性，应在溶栓剂输注完毕后，立即开始肝素静脉滴注。当年我在参与 TUCC 研究［比较阿替普酶（rt-PA）90min，50mg 给药方法（8mg 静脉推注，随后 42mg 静脉滴注）与尿激酶（150 万 U）30min 给药直接对照研究］时，肝素的用法是在用 rt-PA 前给普通肝素 5000U 推注，用药结束后立即开始肝素静脉滴注 1000U/h，根据部分凝血活酶时间（activated partial thromboplastin time，APTT）或激活凝血时间（Activation hemoglutination time，ACT）结果调整肝素剂量，共输注 48 小时。

后来发表的急性心肌梗死再灌注治疗心肌梗死溶栓 25 研究（Cost-effectiveness of enoxaparin compared with unfractionated heparin in ST elevation myocardial infarction patients undergoing pharmacological reperfusion：a Canadian analysis of the Enoxaparin and Thrombolysis Reperfusion for Acute Myocardial Infarction Treatment-Thrombolysis in Myocardial Infarction 25 trialExTRACT-TIMI 25），专注于比较依诺肝素与普通肝素作为 STEMI 患者溶栓辅助治疗的疗效，20 506 例（中国 420 例）来自 48 个国家的准备接受溶栓治疗（各种溶栓药物）的 STEMI 患者，双盲、随机分配，在溶栓治疗开始前 15 分钟至开始后 30 分钟接受依诺肝素或普通肝素治疗。结果提示，依诺肝素较普通肝素治疗获益更大。

普通肝素的用法是溶栓前 3 小时没接受过肝素治疗的患者，静脉注射普通肝素 60U/kg，随后以 12U/（kg·h）的速度输注至少 48h。调整普通肝素的剂量，维持 APTT 在 1.5~2.0。

依诺肝素组患者根据患者年龄和肾功能调整剂量。年龄低于 75 岁的患者，静脉注射依诺肝素 30mg，15 分钟后皮下注射 1mg/kg，之后每 12 小时注射一次，直至出院或最多 8 天。对于年龄超过 75 岁的患者，不再静脉注射药物，每 12 小时皮下注射的剂量也降低至 0.75mg/kg。

研究的结果提示：使用 SK、尿激酶者一般需待 ACT 或 APTT 恢复至对照值 2 倍左右，纤维蛋白原含量上升至 100mg/dl 以上时再开始应用，以免增加出血的危险。可皮下注射依诺肝素 7500~10 000U，每日 2 次。

滴注普通肝素期间，每 4 小时应测定 ACT（或 APTT）或三管法测凝血时间一次，调节肝素滴速，使之维持在对照值 2 倍左右。

问题 5　溶栓与抗凝药物治疗过程中常见哪些问题？需要监测患者的哪些指标，如何处理？

答：溶栓失败和出血是主要的两大问题。

1. 溶栓失败：一旦溶栓失败患者可能会出现持续性的胸痛加重；动态观察心电图变化提示的心肌梗死面积扩大；这时候要注意患者的心功能状况及可能出现的新发心律失常。如果条件允许的话应该转诊到有条件行介入手术治疗的医院，行补救手术，尽快开通闭塞的血管，减少心脏不良事件的发生。

2. 出血并发症及其处理

（1）小量出血：如牙龈出血、鼻出血、皮下出血时，可以暂时观察。测定红细胞比容、血红蛋白、凝血酶原、APTT或国际标准化比值（International Normalized Ratio，INR）、血小板计数和纤维蛋白原、D-二聚体。

（2）大出血：如胃肠道出血、关节积血等，处理的方法是停用抗凝药，停药后上述检查指标在正常范围内不需要特殊处理。已出现较严重出血情况下，最快速有效方法是输新鲜血浆或凝血酶原复合物。

（3）颅内出血：这是比较严重的并发症，高龄、低体重、女性、既往脑血管疾病史、入院时血压升高是颅内出血的主要危险因素。一旦发生颅内出血，应立即停止溶栓和抗栓治疗，治疗措施包括降低颅内压。给予急诊 CT 或磁共振检查，并检测血型及交叉配血。4 小时内使用过普通肝素的患者，推荐用鱼精蛋白中和（1mg 鱼精蛋白中和 100U 普通肝素）。出血时间明显异常可酌情输入 6~8U 新鲜血小板。

问题 6　静脉溶栓治疗后要如何处置患者？

答：1. 该患者虽然经过药物静脉溶栓治疗后临床判断为血管再通，但是根据指南推荐还是应该在 3~24 小时内转院做冠脉造影评价血管病变，如残留的狭窄病变适宜可行支架置入手术。这种建议要与患者本人和家属商讨。

2. 再灌注损伤：急性缺血心肌再灌注时，可出现再灌注损伤，常表现为再灌注性心律失常。各种快速、缓慢性心律失常均可出现，最常见的为一过性非阵发性室性心动过速，对此不必行特殊处理。出现严重心律失常的情况虽然少见，但是应做好相应的抢救准备。

3. 再发心肌梗死：溶栓治疗后如果再次出现明显胸痛，尤其是伴发心电图相关导联的 ST 段抬高，提示患者再次心肌梗死的可能。梗死的部位可以是原部位，也可以是其他的血管闭塞，这时应该急查肌钙蛋白，并应尽快进行冠状动脉造影，施行补救性治疗，不建议再次静脉溶栓治疗。

4. 护理和预防血栓形成：急性期 12 小时应该嘱咐患者卧床休息；若无并发症，24 小时内应鼓励患者在床上行肢体活动；第 3 天就可在病房内走动；梗死后第 4~ 第 5 天，逐步增加活动直至每天 3 次步行 100~150m。

问题 7　溶栓治疗后的患者要注意什么？如何指导患者来门诊随访？

答：20 世纪 60 年代以前的急性 ST 段抬高型心肌梗死患者大多数采用内科保守治疗，住院病死率可高达 30%，20 世纪 80 年代以后开始的冠脉内和随后的静脉溶栓治疗，使患者住院病死率＜ 10%。20 世纪 90 年代以后直接冠脉内血管球囊扩张术（PTCA）和（或）支架置入，患者住院病死率小于 5%。这是近年来冠心病治疗领域取得的两项重大而有意义的治疗成果。

然而溶栓与支架置入，甚至采用冠状动脉搭桥手术都是迫不得已的补救行为，也可以说是"救命不治病"的姑息治疗。一旦患者的心血管危险因素没有控制，病变的动脉粥样硬化斑块不稳定，那么患者要面临再次患上"心肌梗死"的危险。因此溶栓成功的患者也要积极地进行二级预防治疗和定期的门诊随访。

有冠心病和心肌梗死病史的患者预防再次梗死和其他心血管事件称之为二级预防。嘱咐患者改善自己的不良生活习惯，不要自行停药或减少药量。

二级预防应全面综合考虑，为便于记忆可归纳为以 A、B、C、D、E 为符号的 5 个方面，这恰好也是 5 组治疗原则的英文拼写的第一个字母的大写：

A. 抗血小板聚集药（阿司匹林或氯吡格雷）和 ACEI 或 ARB 防止心肌重构，抗心绞痛治疗（硝酸酯类制剂等）。

B. β 受体阻滞剂，预防心律失常，减轻心脏负荷等，控制好血压。

C. 调控血脂水平和戒烟。

D. 控制饮食和治疗糖尿病。

E. 普及有关冠心病的教育，包括患者及其家属和鼓励有计划的、适当的运动锻炼

另外，患者一旦出现反复发作性胸痛，药物不良反应或者血压控制不稳定应该立即来医院就诊，以防事件扩大。有条件的患者嘱咐每个月来门诊随访一次；条件差的患者至少半年复诊一次。

【教学查房总结】>>>>>>

此次教学查房主要针对急性 ST 段抬高型心肌梗死的患者行静脉溶栓治疗中涉及的药物使用部分进行了讨论。介绍了药物溶栓的概念，对各类溶栓药的作用机制与使用方法、剂量进行了归纳总结，指出静脉溶栓后抗凝药物的合理应用。

本次查房的患者为老年人，这个年龄的溶栓治疗指南推荐为慎行，建议今后多关注年龄与溶栓治疗效果的关系。

【诊治流程与思路】>>>>>>

> 确诊STEMI，没有条件行急诊介入治疗，拟行溶栓治疗溶栓

> 评估：
> 　　　症状发作的时间
> 　　　心肌梗死的危险分层
> 　　　确定溶栓的适应证与禁忌证
> 　　　溶栓治疗的风险
> 　　　术前化验检查
> 　　　向家属或患者签署知情同意书

> 选定溶栓方案，复查心电图

> 溶栓前使用肝素或低分子肝素

> 开始溶栓治疗，记录胸痛等临床表现、心电图、心肌酶

> 继续肝素抗凝治疗，判断溶栓效果，复查化验指标

● 浏览本章更多精美图片

请扫描二维码

捌

横看成岭侧成峰，细端详
急性心梗病因各不同……

2017 年 4 月 28 日
甘肃省陇南市礼县

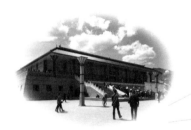

地图外形有点像小小海马的礼县对我来说既熟悉又陌生，说熟悉它不是曾经去过，而是几年来家里请来照顾年迈父母的阿姨都是来自甘肃省陇南市下属的礼县，其中的一位阿姨家里有 7 个孩子，5 个女儿都没有读过书，住在我母亲家里排行老七的女儿，竟然都不会写自己的名字。所以在踏进礼县的地界之前，想象中这里是穷困之地。

从北京坐高铁到西安，G87 次列车仅用 4 小时 23 分钟，除去两头的汽车接驳、等待、安检，感觉比坐飞机还顺畅。18 点 23 分到西安北站，却又花费近 1 个小时到西安老城内的火车站换乘 k4099 次列车到甘肃天水。

K 字头的列车在北京有几年见不到了。老式的绿皮车比起刚刚坐过的高铁列车显得又旧又慢，但它长鸣的汽笛声音洪亮悠扬，不时会唤醒对儿时的那些旧想……

软卧车厢是上下两层，相对两面共有 4 人同寝，随机的购买车票，男女混搭常见。庆幸的是我可以午夜中途下车，不用通宵警觉。

一大早驱车从甘肃省天水市赶往礼县，108 公里的高速路，预计 1 个半小时左右抵达。昨天半夜下的火车，四周月色朦胧，火车站旁边一座似乎是青铜的骏马雕像还不断地驰骋在脑海中，感觉天水市是铺开在一条河的两岸，好长好长。

进入礼县很平静，周末太早的缘故，几乎看不到行人，身上略有寒意。一条宽阔的河道蜿蜒经过县城，河床中长满了低矮的树丛，细细窄窄的河水静静地流淌。

跨进一座高大的牌楼是进入礼县的大门，上面用繁体字写着"禮縣"，崭新的身子骨仿佛是刚落成不久，披挂着的红灯笼还没有被风蚀雨损。远远地能够望到河对岸"甘肃省礼县第一人民医院"漂亮的大楼（图8.1）。

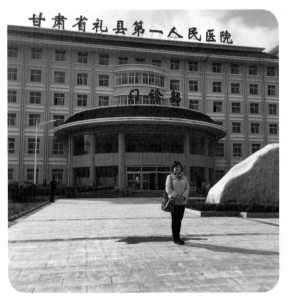

图 8.1 礼县人民医院

好生奇怪的是，礼县的建筑别具特色，清一色的白墙和绿色琉璃瓦顶，整齐划一，难得见到规划这么完好的县城。一问才明白，礼县原来是我国先秦文化的发源地，近年来随着对秦始皇先祖的居住地及其陵寝的发掘，这里已经被开发成集历史遗迹、先秦文化、传统民俗等特色的旅游热地。越来越多的海外和国内人士到此寻根问祖，感受大中华源远流长的人文底蕴。

甘肃秦文化博物馆就坐落在县城的中心，若要了解和传承先秦早期文化历史，就一定不能错过参观它的机会。

博物馆建在四面环山的市民广场东侧，灰色大青石垒成梯形基座，基座的四壁上面规整地开出方形的窗格。基座上面由前后九根红色圆柱撑起一座露出硕大房檐的土黄色翘顶的中式楼宇，由正门拾级而上，两边汉白玉扶手折叠屈曲。

回头远望，广场两侧对称的立着两座高大的戴着双层绿色琉璃瓦帽的、有着细细蛮腰的塔楼，这难道就是先秦时代曾经辉煌的殿堂（图 8.2）？

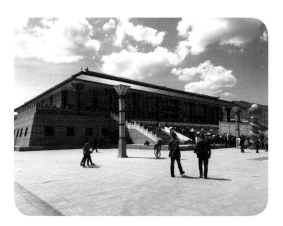

图 8.2　礼县的甘肃秦文化博物馆

广场内锣鼓喧天，人声鼎沸，恰巧赶上"礼县武术展演"，台上是各村各镇的老少爷们耍着剑、枪、刀、戟等"十八般武艺"，台下是爷、嫂、姨、妈的阵阵喝彩。这里的人民还传承着从小习武的祖训，据说人人都会个"三拳两脚"。

礼县第一人民医院的谢主任专门引荐了一位博物馆里边工作的"资深"工作人员,一位帅气的小伙子为我们解说。他两年前大学博物馆专业毕业来这里工作,专门从事文史资料的修葺整理。年轻人对这份"差事"的热爱可以从他如数家珍的描述中得到印证。

2002年,经过8年多的发掘和研究论证,礼县东边的大堡子山上发现的古墓群被认定是秦始皇祖先的第一陵园——现称"西垂陵园",正是《史记》中记载的秦人发祥地"西犬丘"的所在地。

进入博物馆,正对大门是一幅青铜镂刻的图腾,它的创意笔画赋予了特别的寓意,在光芒四射的太阳内硕大的"秦"字。上面的一横一撇一捺被化身为一只刺向蓝天的鸷鸟,也称玄鸟,中间两横成了左右并举的三齿叉,也解释成两个弯腰杵米的劳作者,下面是两个象形的"禾",表明先秦人以耕种为主(图8.3)。

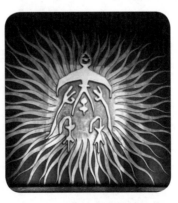

图8.3　青铜镂刻的图腾

展览从商周开始，精华部分在先秦。从这里出土的青铜器和陶器多达几千件，被全世界各地收藏，而留在礼县的原品有100多件。

商周时代的展品中，可以看到3000年前先人的陶罐做得已经非常精美，胎体菲薄、造型雅致、花俏色鲜。

陶制品分两种颜色，红陶似火焰，白陶似肌肤。常见的那种三足瓮造型是为了适应草原游牧生活，刨坑做饭便利。

展架一排一排摆放着大大小小的各种形状的罐子，它们都有非常优雅的冠名和用途，簋盛素食，鼎盛肉类，皿器形状各异，大小成龙配套。官阶不同，所用食物的品质及数量各异。谷、黍、糜、蔬、肉、皮、筋、骨，不同的食材盛装的器皿形状不同，吃中大有讲究！

探其众物件何以巧夺天工，原来是先用藤编模具、再和泥塑胚、后涂色焙烧；内外铭文，记事、留时、美颜、传名，古人的生活品味一应呈现！

称绝的是，竟然还有保留完好的陶制下水道系统，构成这一绝妙长长管道的秘诀就是那些长短不一、粗细有别的陶筒，陶筒被制成一头大、一头小，大头可以严丝合缝地套在下一个陶筒的小头里，有弯有圈，还有编号识别的花边边。每个圆筒的一头还支出个小犄角样的把手便于搬运。远古时代的排水系统一点不逊色于现代化的今天。幸好以前万民挖宝的时候，大多数"掘民"在意的都是金银铜器，这些陶筒及碎片得以存留（图8.4）。

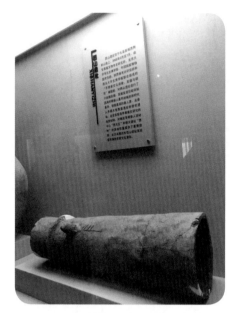

图 8.4　制作排水系统的陶筒

　　这里出土的编钟名气太大，无论是圆筒状的还是平角片状的，相貌惊世，音色纯正，所以都入选了国家和省级博物馆展览。

　　镇馆之宝就非铜马车（图 8.5）莫属了，为什么？原来一直认为中国的马车是两轮的，而在这里出土的这辆马车是四轮，比古代文献记载的历史至少提前了 1000 年。铜马车做工精美，据说国家博物馆复制一件这样的原品，就花了 8 万元人民币。方形的车厢雕刻着回环的龙形，四边的棱角框上悬爬着卷尾飞虎，车顶部好像是可以掀开的两扇门窗，门窗的最外四边栖息着四尊前面提到过的玄鸟，中间对称立着两只圣兽，也许应该是巧妙设计的拉手。车轴有缝隙，想象得出当年金碧辉煌的它滚滚如飞的姿态……

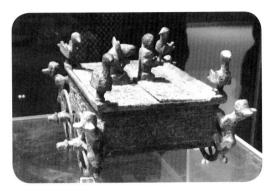

图 8.5　镇馆之宝——铜马车

千姿百态的盛酒器皿，或方或圆，或长或扁，每一尊器皿的漆面都精刻细琢，上面的飞梁卧兽精美绝伦，神兽鲜活，花草惊艳，其豪华程度远远胜于簋鼎，可见酒在当时已经是从饮食果腹晋升到成为一种文化了。

至于提到先秦的祖先们来自于哪里的问题，小伙子给我们讲了几种传说，主要的是东来说，即先祖们可能来自于现在的山东省境内的泰山脚下。缘由是黄河流域孕育了中华民族。而且墓葬中出土的文物中有一尊金质的虎，命名为"回头虎"，这尊虎身冲向西方，双眼回望东方，表示对家乡故土的留恋。

礼县城的东边大堡子山上的西垂陵园距县城 14 公里，在省道 S306 公路的旁边，20 世纪 90 年代初，当地村民打井时不经意间挖出"宝贝"，经文物部门鉴定这是一片大型的墓葬群，连同西汉水南岸的圆顶山墓葬区，大大小小墓葬 200 座以上，认定这里是西周时期周王朝"西垂"的中心区域，从此也确定礼县是秦人的发祥地，其重要价值堪比敦煌的"藏经洞"。

看守墓陵坑穴的老人，善意健谈，娓娓地讲述着当年百姓随地拾"文物"的经历。他说现在人们懂得保护"历史遗迹"了，国家有了开发此地的计划，陵墓也有专人保护，他还指着地穴的不同部位告诉我们有哪件"文物"出自这里，当时是个什么姿态，看他脸上洋溢的笑容，真好似"如数家珍"。

老人手上拿着的烟袋锅（图8.6）特别吸引眼球，黑不溜秋的烟杆，挂着一个穿有"狼牙""蜜蜡""珊瑚""绿松石"等珠宝装饰的白色"药瓶"吊坠，那是他亲手用羊骨头"制造"的。羊胫骨的小头嵌进去一个小喇叭形的铜质烟嘴，大头的一侧凿洞嵌进一颗铜质烟锅，锅口大小恰好放入一粒香烟，羊骨骨髓腔巧妙地充当了烟道，不知道这个大"过滤嘴"是不是能滤掉更多的尼古丁。

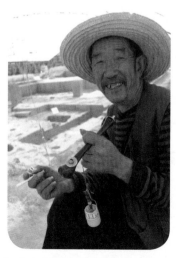

图8.6　守陵老人握着自己纯手工打造的烟袋锅

来到礼县第一人民医院，受到赵院长及内科的几位主任的热情迎接，听介绍说这座 8 层高的住院大楼是 2013 年才从老县城搬迁过来。医院占地 100 亩，保障礼县 53 万人口的医疗服务工作，现开放住院床位 637 张。

该院 1950 年建院，是全县唯一一所综合性医院，担负着妇幼保健、急救等工作，大而全的保健范围，每天都是人进车出，一派繁忙。

礼县私立医院比较多，规模都很小，与县医院相比几乎是没有形成竞争力，县医院要承载几乎全县的医疗、教学和科研工作，负责当地基层卫生院的培训，还是当地几所卫校的实习基地。

县医院依山面水而建，前后并排两栋大楼，中间是花园式的庭院。院长指着后面的空地说："马上准备在这后面盖一座内科综合大楼！现在的这个内科楼要改造成外科大楼，里面规划有 9 间手术室及层流病房。"

县医院的特色重点科室是普外科，这是省级的重点专科。骨科和妇产科通常也是县级医院最需要的科室。

内科现在分为 3 个病区，还有个中医内科。3 个病区患者还没有按专业区分开，更精细地分专业做不到，主要原因是缺医生。现在每个病区是 47 张床位，要加床收到 53 名患者左右，每个病区的医生只有 3~4 人，工作量大，基层医生很辛苦，每个人都管理着十几张床位，从早忙到晚。他们还是希望在今年把专业完全分开。基层老百姓看病还是有一种习惯性——"认和尚不认庙门"，就是说他们认可你这个医生，无论你是什么专业，他们得什么病都直接找你看，甚至哪怕是妇科病也能回来找内科医生看。其实也反映出了全科医生在基层的重要性。

内科楼还是挺宽敞的，办公室里的墙上挂满了锦旗，收拾得干干净净。王副院长是心内科的主任，1996年本科毕业，2005年考上兰州大学的研究生，学的是基础生理专业，2008年研究生毕业后作为人才被挖过来，现在已经提升为副院长了。他依旧在临床一线工作，自己的患者特别多，很受爱戴。

医院的发展近几年也是比较快的，已经可以置入心脏永久起搏器了，是从兰州省人民医院请来专家做指导下完成的。

院长、科主任，以及科里的医生大多数都是本地人，当年他们从兰州医学院毕业，怀着对家乡的热爱，信心满满地来到礼县第一人民医院工作，一干几十年，兢兢业业。但是现在年轻人都不愿意来，一方面兰州医学院并入兰州大学以后档次升高，甘肃当地人考兰州大学不容易，而且学生就业也面向全国；另一方面基层医院条件艰苦，劳动强度大，相对收入低，医院的编制少。

为了招到愿意来这里工作的学生，院长一行人好几次去平凉等地招生，一旦有年轻人愿意伸出"橄榄枝"，院方就积极地为他们争取编制，基层医院亟待解决的问题包括人才的引进和培养。

礼县是个非常重视教育的人口大县，目前县城有3所中学，教学质量都很好，在陇南的东南地区都很有名气。特别是礼县一中，校舍、院墙宽敞气派。每年考出去 2000 多名二本以上的学生，学医学的每年就有四五十个人，院长特别关注这些毕业的学生，他也尽可能地为这些学生去找一些途径留在医院。

当地农村出去读书的孩子还是愿意学成以后回到县医院来，在外面的大城市买房、生活压力比较大，但是他们回来很难找到一个有编制工作，比如，科里的小刘大夫，毕业于湖北十堰医学院，回老家来县医院工作了半年以后才进入编制内，这就算是比较快的。

医院的政策是要二本以上学历，去年的申请报告说需要 30 个人，在一层一层审批之后，最终只给他们医院 16 个人的编制，而且到目前为止，这指标还没批到下来。从省、市卫生厅、人事局、组织部，医院的事业单位编制总量不能超，医院为了正常运转和发展，不得不聘用很多临时的合同工。

医院十分重视对年轻医生的培养，如果考不过执业医师证书，他们继续升职称的机会几乎是没有了，医院也会给医生一定的压力，督促医生学习。

每年医院要送年轻医生出去进修，这个问题非常复杂，比如说今年给了他们 36 个名额，国家每年给补贴 2 万元钱去到大医院学习，但是现在面临的一个最重要的问题是科里人手少，全院共 200 多名医生，平均一个科室只有 3~4 名医生，包括现在开放了生二胎，科里的排班也是难题。目前大内科基本还没有完全分开，一旦细分以后，医生人数就不够值班轮转。所以现在实际情况是年轻医生想学，医院想送，但真正能派出的医生还是很少，进修计划往往是完不成。

又提到进修的时间，目前全国已经开展了住院医规范化培训，出去学习至少3年，这几乎是不太可能，科里要承担医生的基本工资，学成后是否能回来工作还是个悬念，这样看来能出去学习3个月到半年，或者不定期出去进行专业性进修可能更实用。

目前外科已经完全分开各自独立，例如说神经外科、泌尿外科、骨科和普外科，每个科室的工作量都很大。

兰州大学第二医院与县医院是对口支援，每年大概选派10名左右的各科室人员来县医院支援，对县医院来讲，这种支援很有必要，包括患者的转诊衔接都很方便。

县医院的另外一个特色是患者人群以老人和孩子为多。近几十年来礼县的年轻人，尤其是女性，纷纷外出务工和到大城市工作，在大城市每个月可以挣4000~5000元钱。剩下来的都是老人和孩子，这是当地特别普遍的一个社会现状。

从医院的高处远望，对面的赤土山是个很有名的一个小景区，当地人在休息日也会去那里漫步锻炼。山势很陡，路两边的红土石被大自然雕刻成各类模样。站在山顶，礼县全貌尽收眼底，四月时节，遍野的油菜花黄。

四周的山上全都是一层一层的梯田，据说这是当年农业学大寨的年代，人人上山，肩扛手榜，硬生生将沟壑填齐，山头抹平建造起来的。当地的气候温润、雨水丰富，很适合农作物的生长。但是现在因为劳动力都出去打工了，目前很多田地已经没有人耕种，部分山田退耕还林。

留在当地的一些男人，也有部分人靠老婆挣钱，在家里整日玩麻将、赌钱、喝酒，也不干什么活。有的年轻人把孩子带走了，老人们其实就更没什么事可做。

老人和孩子生病看病不成问题，县医院也执行新农合政策，控制医疗费用，实行单病种付费。当地医院总体收费偏低，包括胆囊切除、阑尾切除，这些外科手术的费用比外面大医院的花费低不少，而且送饭、护理方便，所以老百姓也乐意在当地看病、治疗，医院总体医保费用足够。

现在医患关系还是挺不好相处，留守老人住院，很多人问病史自己说不清，家属也都是临时赶回来的儿女，根本不知道老人这里发生了什么。有时会有一些误会，需要更好地交流沟通，甚至要反复多次交代病情。

另外一种情况就是集中看病，每年春节、清明的时候，在外地打工的人回来，他们会集中到县医院就诊，这一段时间是医生最忙的时候。

如同礼县的阿姨都不太擅长烹饪一样，礼县吃的菜肴也都是那么朴实无华，餐桌转了几个角度，眼前都是不认识的青青的山野菜（图8.7）、干煸的牛肉丝、爽爽的凉粉、酱油色的青菜汤和白白嫩嫩的粉坨，体现着当地人的饮食偏好。

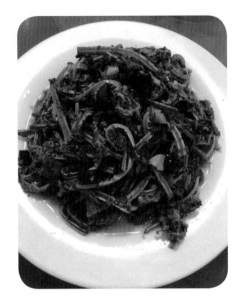

图 8.7　山野菜

　　晚饭过后，散步到夜市闲逛，路边支着大铁锅，"业余大厨"热腾腾地煎、炒、烹、炸，一派繁忙。男厨、女厨都拉开了架势，食客或蹲或站，任意挑选自己最爱的食物。

　　聚人最多的地方是夜市里面的露天大戏台，演员一丝不苟地化妆，个个扮相俊美、衣着华丽，据说这是秦腔，唱出的大段台词我听不太懂，周围人头攒动，夜幕之下，除了演员或高亢或婉转的曲调外显得静悄悄的，免费听的地方戏秩序井然，可见人们对它的喜爱。

　　"山不在高，有仙则灵"，礼县的精彩随处可见，白天的教学查房也是这精彩之一。

教学查房病历简介

患者，男性，60 岁，农民。1 小时前在山上追羊时突然发生胸口痛，自己坐下来休息。因感觉胸口灼热就近饮用凉的井水后胸口不适略有好转，持续 20 分钟左右胸痛再度加重，呈压榨样，伴大汗淋漓，随即呼叫家人急忙送来医院急诊。

【查房的目的】 >>>>>>

1. 掌握"胸痛"鉴别诊断。

2. 掌握右室心肌梗死的特点和治疗。

3. 熟悉主动脉夹层的病因与诱因。

4. 熟悉动脉夹层的识别与紧急处理。

5. 了解主动脉夹层的治疗。

【需要补充的病史】 >>>>>>

1. 病因与诱因：患者的诱因很明确是奔跑劳累。追问病因：以往自认为身体健康，从来没有去过医院看病。经常有点头晕，几年前测过血压，最高血压到过 180/100mmHg，但未系统治疗，偶尔吃过硝苯地平，很少测量血压。否认家族性高血压、糖尿病及其他遗传性疾病病史。不吸烟、不饮酒，饮食偏咸。

2. 胸痛的特点：疼痛部位最先是在胸骨后，逐渐扩散到颈、肩、背部，胸前烧灼感，背部撕裂样疼痛。

3.伴随症状（鉴别诊断）：①没受外伤、没有气喘、不发热、无咳嗽、咳痰及咯血，基本除外气胸、肺炎、肺栓塞等肺部疾病。②无消瘦、乏力、盗汗、低热，除外肿瘤、结核。③无反酸、恶心、呕吐、皮肤发黄、黑便，除外肝胆及消化系统疾病。④有尿、无神志改变、无黑矇、晕厥，除外脑血管病及休克表现。

4.患病前后无体重下降，饮食、睡眠好。

【重点体检】 >>>>>

T：36.2℃，P：99次/分，R：22次/分，BP：74/54mmHg。

入院查体：平车推入，神志清楚，痛苦面容。眼睑无水肿，结膜无苍白，双肺呼吸音清，双肺未闻及湿性啰音。心尖搏动弥散，心尖搏动位于胸骨左侧第五肋间锁骨中线外2.5cm，心率99次/分，律齐，未闻及心脏杂音及额外心音。腹软，肝脾未触及。双下肢无水肿，双足背动脉搏动弱。

【辅助检查】 >>>>>

1.心电图（图8.8）：窦性心律，可见提前出现的窄QRS波群，之前有P′波，P′波与窦性P波形态不同，P′–R ≥ 0.12s，其后有不完全性代偿间歇。Ⅱ、Ⅲ及avF导联ST段弓背向上抬高，Ⅰ、aVL导联ST段下斜型压低。$V_3R{\sim}V_5R$ ST段抬高 ≥ 1.0mm，$V_7{\sim}V_9$导联Q波伴ST段抬高。

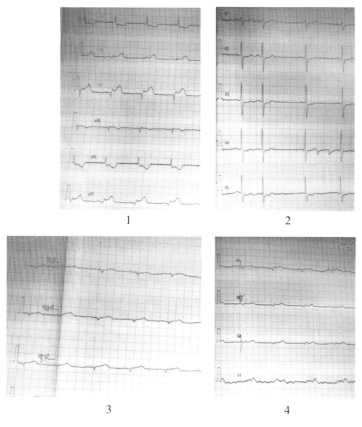

图8.8　心电图

2. 血生化：空腹血糖（GLU）5.1mmol/L，尿素氮（Urea）5.14mmol/L，Cr：113.9umol/L，尿酸（UA）518.6umol/L，甘油三酯（TG）1.37mmol/L，高密度脂蛋白胆固醇（HDL–C）0.59mmol/L，LDL–C：2.52mmol/L。

3. 心肌坏死标志物：乳酸脱氢酶（LDH）267U/L，肌酸激酶（CK）36U/L，心肌肌钙蛋白T（TnT）：0.046ng/ml。

4. 血 常 规：WBC 4.22×10^9/L，RBC 4.22×10^{12}/L，HGB 100g/L，PLT 107×10^9/L。尿常规：无异常。

5. 血气分析：pH 7.441，二氧化碳分压（PCO_2）35.90mmHg，氧分压（PO_2）91mmHg。标准碳酸氢盐（SB）24mmol/L。氧饱和度（SO_2）95%。

6. 凝血因子测定：活化部分凝血活酶时间（APTT）35.00s，纤维蛋白（原）降解产物（FDP）3.50mg/L，国际标准化比值（INR）1.45。

7. 超声心动图（正常参考值）：主动脉窦部 38mm（＜35mm），升主动脉 39mm（＜35mm），左房内径（LA）42mm（＜35mm），右室内径（RV）23mm（＜25mm），左室舒张末径（EDD）56mm（35~55mm）。左室前壁厚度 4mm（＜6mm），室间隔厚度 12mm（8~11mm），左室后壁厚度 10mm（8~10mm）。左室射血分数（EF）58%（50%~70%）。二维超声表现室壁运动协调，房室间隔连续完整。各瓣膜形态、结构及活动未见异常。升主动脉及瓣环处前后壁内膜分离，管腔内可见细线样内膜回声，纵断面显示双层管壁，横断面成双环状。彩色多普勒显示腔内可见变窄的彩色血流束，假腔内无血流信号。肺动脉未见扩张。心包腔未见异常。彩色多普勒探及主动脉瓣轻度反流血流。

8. 主动脉 CT：胸主动脉 CTA 示升主动脉，主动脉弓及胸降主动脉管腔内新月形等密度影，累及头臂干、右侧锁骨下动脉起始部以近新月形等密度影，局部见对比剂渗入。上腹部主动脉管腔及肺动脉主干、左右肺动脉干显影，管腔内未见充盈缺损影。腹腔干、肠系膜上动脉开口于真腔。

9. 冠脉造影示：冠脉供血呈右冠优势型。左右冠状动脉开口正常。前降支（LAD）20%~49% 弥漫性狭窄，回旋支近端（LCXp）20%~40% 节段性狭窄，右冠状动脉（RCA）未见明显狭窄，前项血流 TIMI3 级。以 JR4.0 造影管行升主动脉及胸主动脉非选择性造影，可见升主动脉夹层动脉瘤，上端止于右锁骨下动脉开口以近，主动脉窦根部及升主动脉上部均可见对比剂沿破裂口进出，波及到右冠状动脉开口处。主动脉弓及胸主动脉未见异常。

【诊断】 >>>>>>

◆ 主动脉夹层（DeBakey Ⅱ型）。

◆ 急性下壁、后壁、右室心肌梗死。
   房性期前收缩。
   心功能Ⅰ级（Killip 分级）。

◆ 高血压 3 级（很高危）。

【诊断依据】 >>>>>>

1. 主动脉夹层（DeBakey Ⅱ型）：有高血压史，平时不重视血压的控制。此次出现了胸痛表现，动脉造影及主动脉 CTA 均证实主动脉中层发生了撕裂，因动脉夹层局限于升主动脉，故诊断为 DeBakey Ⅱ型（图 8.9）。

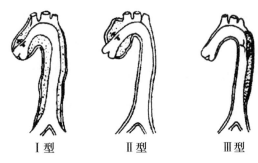

Ⅰ型　　　　　　　Ⅱ型　　　　　　　Ⅲ型

图 8.9　DeBakey 分型

2. 急性下壁、后壁、右室心肌梗死：男性，胸痛发作特点符合心绞痛，图 8.8-1 心电图可见Ⅱ、Ⅲ及 avF 导联 ST 段弓背向上抬高提示发生了急性下壁心肌梗死。图 8.8-2 心电图可见第二个提前出现的窄 QRS 波群，之前有 P′波，P′波与窦性P 波形态不同，P′-R ≥ 0.12s，其后有不完全性代偿间歇，诊断为房性期前收缩。图 8.8-3 心电图示 V_3R~V_5R ST 段抬高 ≥ 1.0mm，支持有急性右心室梗死。图 8.8-4 心电图示 V_7~V_9导联 Q 波伴 ST 段抬高，要考虑有侧后壁心肌梗死。两肺野未闻及啰音，故心功能为 Killip 分级Ⅰ级。

3. 血压升高，最高血压 180/100mmHg，诊断高血压 3 级，合并主动脉夹层为很高危。

【危险分层评估】>>>>>

该患者是临床中比较少见的由主动脉夹层引发的急性心肌梗死，梗死心肌的面积较大，涉及的部位包括下壁、右室。从冠状动脉供血的角度分析，右冠状动脉狭窄、梗阻或者受损造成心肌缺血的程度要小于或轻于左冠状动脉的同样病变，所以一般预后相对也好。

发生主动脉夹层的患者65%~70%在急性期死于心脏压塞、心律失常等，故早期诊断和治疗非常必要。另外，持续发展的主动脉夹层也可以引发夹层累及内脏动脉、肢体动脉及脊髓供血，这时可出现相应脏器组织缺血表现，如肾脏缺血、下肢缺血或截瘫等神经症状。

从该患者的动脉 CT 看，目前诊断基本明确，为了更进一步改善预后，建议一方面控制血压，减少动脉的撕裂损伤；另一方面要积极与血管外科联系，尽早行夹层动脉置换术，同时加做冠状动脉搭桥手术。

【讨论】>>>>>>

问题 1　为什么说高血压是引发主动脉夹层的罪魁祸首？

答：人体的血管分为两大类：动脉和静脉。动脉负责将心脏收缩时搏出的氧合血液推动至全身各个器官、组织，使细胞得到营养和活力；静脉则是将细胞、组织、器官代谢后产生的废物和乏氧血液带回到肾脏排泄或是肺脏重新氧合。血管的完整及正常的弹性特征是它们良好工作的保证。

动脉相对管壁较厚，有 3 层结构：内膜光滑似丝绸，保证血液舒缓顺畅的流动；中层是弹力平滑肌层，舒缩类蚯蚓，通过血管腔大小的变化调节和维持血压的稳定；外膜是纤维结缔组织层，好像汽车的外轮胎，致密结实，保证血管的强度和韧性。

高血压患者动脉腔内的高压血流长期冲击动脉壁就会引起动脉内膜机械性损伤，动脉内皮受损直接造成3种重要伤害：

一是血流通过内皮损伤的破口直接流经向下撕裂中层，引发动脉出现夹层。如果动脉的远端内膜出现破口，这样在"假腔"内流动的血流重新回到血管的"真腔"，患者的生存率高些；如果远端内膜没有破口，血流一直撕裂"假腔"或者血管外膜破裂，能够危及患者的生命。

二是内膜的光滑结构破坏，暴露出的组织因子激活血小板，引发凝血"瀑布"，导致管腔内血栓形成。

三是内膜的损伤，细胞之间连接的缝隙变大，血脂颗粒容易侵入到内皮之下并被氧化修饰，日夜坚守巡护血管的白细胞随之就会跟进来吞噬它们，形成泡沫细胞，吃到体态过度丰腴之后再也回不去血管腔内被躯体清除，就在动脉壁沉积，慢慢堆积成"奶酪"样的脂肪斑块。斑块向内扩展，造成动脉粥样硬化，导致管腔狭窄；向外扩展可使动脉管壁增厚、变硬，失去弹性。主动脉夹层由高血压、动脉粥样硬化所致者可能占到70%~80%。

当然，也有其他一些病因可以引发主动脉夹层，主动脉中层和弹力组织发生退行性变或者是囊状变（中层囊状坏死）。先天性心血管异常，如主动脉缩窄、动脉导管未闭、主动脉两叶瓣。遗传性结缔组织病如马方综合征。肉芽肿性动脉炎，妊娠，梅毒，创伤等。动脉插管和心血管手术可引起医源性动脉夹层撕裂。

由于我国高血压患者的绝对人数多（超过 2 亿人被确诊为高血压），而且全民防范高血压的意识不够，有很多高血压患者拒绝或不愿服用降压药，其中的一部分人就会罹患这种高血压造成的靶器官之一的动脉损伤，所以说高血压是主动脉夹层的罪魁祸首。

主动脉夹层的病死率高，近年来本病在我国逐渐增多，成为中、老年人猝死的主要原因之一。

问题 2　如何早期快速识别主动脉夹层的患者？

答：疼痛几乎是所有主动脉夹层患者的首发症状，高血压又是潜在的最常见病因。所以在临床中有这两项异常的患者都应属于被考虑的人群。

发生主动脉夹层的诱因通常是劳累、用力过猛、合并感染、饱餐和情绪激动等。

易患因素有：约半数患者是由于高血压引起，尤其是急进型及恶性高血压患者。另外，主动脉中层病变，如马凡综合征；主动脉内膜受损或撕裂，如主动脉瓣二瓣畸形、主动脉狭窄、妊娠、主动脉炎、创伤等。

疼痛的部位往往与主动脉夹层的分型有关，疼痛部位有助于判断夹层分离的起始部位。主动脉夹层通常有 DeBakey 和 Stanford 两种分型。以左锁骨下动脉开口为准，左锁骨下动脉开口以上出现主动脉夹层时，定义是 DeBakey Ⅰ 型、Ⅱ 型和 Stanford A 型；左锁骨下动脉开口以下出现主动脉破口发生的夹层，定义为 DeBakey Ⅲ 型和 Stanford B 型。

Stanford A 型主动脉夹层引起的疼痛多见于前胸和肩胛间区，颈部、咽部、颌或牙齿疼痛常提示夹层累及升主动脉或主动脉弓部；Stanford B 型多在背部、腹部。当夹层撕裂沿主动脉伸展，疼痛可以随着撕裂的部位移行。

疼痛的性质多为突然发生的、剧烈、难以忍受的刀割或撕裂样疼痛，疼痛强度比其他病因更具有特征性。患者常伴有血管迷走神经兴奋表现，如大汗淋漓、恶心、呕吐和晕厥等。少数起病缓慢者或再次发生主动脉夹层时疼痛可不显著。

持续性的胸部疼痛需要与急性心肌梗死相鉴别，本病例提示，少数患者可以由于主动脉夹层撕裂破口波及到冠状动脉而并存，这时仅凭借症状难以澄清诊断，必要时要通过进一步的辅助检查，如 CT 扫描，才能确诊。

除疼痛外，由于主动脉夹层形成了真假两腔，血肿压迫周围软组织，可以表现出多系统受损的相应症状。

夹层累及内脏动脉、肢体动脉及脊髓供血时可出现相应脏器组织缺血表现，如肾脏缺血、单侧或双侧下肢缺血，严重的患者出现截瘫的神经症状。

夹层累及无名动脉或颈总动脉，导致脑血流灌注障碍，可出现头晕、嗜睡、失语、定向力障碍、肢体瘫痪等神经系统症状。

夹层累及腹主动脉或肠系膜动脉，可伴有反复的腹痛、恶心、呕吐、黑便等消化系统症状。

夹层累及肾动脉可引起腰痛、少尿、无尿、血尿，甚至肾衰竭等泌尿系统症状。

主动脉夹层撕裂时，部分患者会出现相应体征——单侧桡动脉搏动减弱或完全消失。累及主动脉瓣瓣环时发生主动脉瓣关闭不全，在主动脉瓣区听诊区可闻及舒张期吹风样杂音，脉压增宽，周围血管征阳性；急性严重的主动脉瓣关闭不全导致急性心力衰竭时，出现喘憋、咳泡沫样痰、不能平卧等。

夹层撕裂部位血液漏入心包腔可致心包填塞。临床出现贝氏三联征（颈动脉怒张、脉压差减小、心动过速）。

主动脉周围炎症引起浆液积聚或血液漏入胸膜腔时，可以出现胸腔积液，左侧比较常见。夹层累及肾动脉和腹主动脉时，可在相应部位闻及血管杂音。

疼痛时重时轻，或者疼痛消失后又出现，应警惕主动脉夹层继续扩展并要考虑到夹层破裂的风险。

问题3 主动脉夹层与急性心肌梗死能同时发生吗？

答：通常这两种疾病是各自独立的，相对都很容易被诊断。我曾经检索过首都医科大学附属北京友谊医院近 20 年的病例档案，接受住院治疗并确切诊断的因主动脉夹层导致急性心肌梗死的患者仅有十几例，这其中还要除外那些当次主动脉夹层合并既往有陈旧性心肌梗死的病例，以及当次急性心梗合并既往发生过主动脉夹层的患者。

已发表的主动脉夹层引发急性心肌梗死的文章也以个案报道为多。分析原因：一是这种病情比较凶险，患者可能来不及就诊或者住院就已经死亡；二是由于疾病发病率低，在临床中还没有给予足够的重视，确诊率低；三是检测手段还不够及时和方便。

事实上，在接收主动脉夹层合并急性心肌梗死的患者时，还需要进一步考量哪个是因哪个是果。主动脉夹层撕裂累及到冠状动脉、撕裂的主动脉内膜或瓣膜漂浮堵塞了冠状动脉开口、主动脉根部夹层压迫冠状动脉，以及夹层引发冠状动脉痉挛都可以引发急性心肌梗死。反之，急性心肌梗死患者处于应激、焦虑状态也是主动脉发生夹层损害的诱发因素。

单独发生的主动脉夹层，心电图一般不会出现急性心肌梗死定位性相关导联的心肌缺血表现或者是心肌坏死的特征性 ST 段弓背向上型抬高改变。而急性心肌梗死的疼痛持续时间及疼痛程度不如主动脉夹层那样持续和强烈。所以当患者两者兼而有之时，需要高度警惕。

问题 4　该患者的临床诊断思路如何展开？

答：该患者因"胸痛"而就诊，应该立即按照"胸痛"规范化评估与诊治流程启动临床诊治措施。

1. 首先检查生命体征：发现患者血压低至 74/54mmHg，迅速开放静脉通路补液。分析低血压的原因：①血容量不足低灌注：患者有剧烈胸痛导致的大汗淋漓，丢失液体过多，通过补液，血压可以快速回升。②既往有高血压史，目前血压过低伴胸痛，最应该考虑是急性心肌梗死伴心源性休克，但是患者没有躁动或淡漠等神志改变，有尿，不支持休克诊断。③合并了急性右室心肌梗死，右室心肌梗死的患者临床就诊时往往是低血压状态。

2. 10 分钟之内，完成首份心电图记录，同时抽血进行心肌梗死标志物、血常规、血生化、电解质和 D- 二聚体（D-Dimer）检测。

由于怀疑右室心肌梗死，所以一定要为患者加做 18 导联心电图。该患者的心电图对"急性下壁、后壁，以及右室 ST 段抬高型心肌梗死"诊断有重要的辅助意义。由于患者血压低，未予硝酸甘油舌下含服，处理是正确的。

3. 心肌坏死标志物检测：心肌酶谱在急性心肌梗死发生时具有典型的特征性改变及动态改变的特点。肌红蛋在 2~3 小时后超过正常上限，9~12 小时达到峰值，24~36 小时后恢复正常。肌钙蛋白 I（cTnI）在胸痛发生 4~6 小时后，血中 cTnI 水平超过正常上限，12~24 小时达到高峰，可持续 14 天之久。肌酸激酶同工酶（CK-MB）：胸痛发生 4~6 小时，CK-MB 先于总活性开始升高，12~36 小时达峰值；多在 72 小时内恢复正常。该患者检测结果未见异常，分析原因：①胸痛发作时间短，心肌坏死标志物尚未入血升高。②要考虑胸痛的原因还可能是非心源性胸痛，如主动脉夹层的鉴别诊断。

4. D-Dimer 的解读：D-Dimer 检测是监测深静脉血栓（DVT），肺栓塞（PE），弥漫性血管内凝血（DIC）的关键指标。当机体血管内有活化的血栓形成及纤维溶解活动时，这项指标就会升高。为该患者检测 D-Dimer 实际上是可以从两方面考量：一是要做胸痛的鉴别诊断，即除外"肺栓塞"。二是当主动脉夹层病变发展恶化时，要警惕机体处于高凝状态、弥散性血管内凝血等血栓形成和继发性纤维蛋白溶解功能亢进等状况。

5. 主动脉 CT 血管成像是首选的影像学检查，通常要好于胸片检查。通过增强扫描可显示真腔、假腔和其大小，以及内脏动脉位置，同时还可了解假腔内血栓情况。一旦拟诊主动脉夹层，应该立即联系放射科迅速完成此项检查。

6. 胸片检查：对于没有条件行 CT 检查的患者，拍胸片也是能够提供诊断线索的方法之一。主动脉夹层患者的胸片可见上纵隔或主动脉弓影增大，主动脉外形不规则，有局部隆起。

7. 超声心动图和食道超声心动图：经胸心脏彩超对于诊断升主动脉夹层非常具有价值，并且通过超声探头能识别心包积血、主动脉瓣关闭不全和胸腔积血等并发症。同时对于发生急性心肌梗死的患者可以看到心脏梗死部位的局限性室壁运动障碍，观察腱索及乳头肌、瓣膜的工作状态，了解各心腔大小及心脏收缩和舒张功能。食道超声心动图可辅助诊断部分主动脉夹层累及主动脉根部的患者。

8. 磁共振成像（MRI）：相对于 CT 扫描而言，MRI 是最清楚的检测主动脉夹层分离的方法，被认为是诊断该病的"金标准"。

9. 主动脉及冠状动脉造影术：选择性的造影一般被视为常规检查方法，尤其患者心电图提示发生了急性心肌梗死时。造影中可以直接看到对比剂的流向，能够准确地判断血管病变程度。不过对于怀疑有主动脉夹层的患者，穿刺路径则显得很重要，桡动脉穿刺相对更安全，导管送入时要更加小心，避免伤害主动脉。

10. 血管内超声（IVUS）：IVUS 直接从主动脉腔内观察管壁的结构，能准确识别其病情变化和受损程度。对动脉夹层分离诊断的敏感性和特异性接近 100%。但同样这种侵入性检查，要冒一定的风险，不常规应用。

11. 血常规、血生化和尿检查：白细胞计数轻、中度增高。观察血红蛋白数量了解失血状态。超敏 C 反应蛋白升高，胆红素和 LDH 轻度升高。平滑肌的肌球蛋白重链浓度增加，可用来作为诊断主动脉夹层分离的生化指标。尿中可有红细胞，甚至肉眼血尿。本例患者就存在血红蛋白减低的问题，单纯由于动脉粥样硬化斑块狭窄或破裂引起的急性心肌梗死一般不引发贫血。

问题 5　什么是急性右室心肌梗死？急性右室心肌梗死有哪些独特性？

答：心室被室间隔分成左心室和右心室两部分，各司其职。左心室主要负责心脏的收缩功能，以便将富氧的动脉血液搏出到主动脉为全身的主要器官供血供氧。右心室则主要负责心脏的主动舒张功能，吸引并容纳从体循环经过静脉系统回流的乏氧血液。

左右心室的正常工作需要给自身供血供氧的左右两大冠状动脉的通畅完好作为保障，一旦冠状动脉狭窄、堵塞或痉挛，就会造成这支血管相应供血辖区的血流减少或中断，结果是超过 6 小时以后心肌发生不可逆性坏死。

左室心肌梗死使能够收缩的心肌丧失，也称为"泵衰竭"，患者可能并发心力衰竭，以及心源性休克。

右室发生心肌梗死时，作为主要容量器官的右室丧失了主动舒张的功能，不能吸纳外周的血液回流，那么经过右室向肺动脉输送的血液就会减少，肺血流下降，回到左房的血液跟着减少，左心房通过二尖瓣回流到左心室的血液减少，左心室收缩时向主动脉搏出的血液也少，临床上患者表现为低血压、颈静脉压升高和双肺听诊清晰的特点。

患者出现低血压表现时需要做鉴别诊断：左室发生心肌梗死所导致的心源性休克时，低血压和肺瘀血同时存在，肺毛细血管楔压（PCWP）明显升高，患者两肺底可闻及细湿啰音，这些与右室心梗不同。下壁心肌梗死也会引发血管迷走反射导致低血压，但是右心压力降低；而右室梗死时的低血压伴有右心压力升高。

问题 6 除了心电图和低血压特征外，还有哪些检查可以辅助急性右室心肌梗死的诊断？

答：1.体征：①由于右室梗死，右室顺应性和收缩功能降低所引起的右室舒张末压、右房压和静脉压增加，静脉回流受阻，可以发现患者深吸气时颈静脉怒张，称为 Kussmaul 征阳性。②颈静脉怒张、肝大，肝颈回流征阳性。③因右室扩大，可出现相对三尖瓣关闭不全的收缩期杂音。④右室顺应性下降和右房排血阻力增高时，三尖瓣区可闻及第三或第四心音（S3

或 S4）奔马律。该患者未见上述体征。

2. 超声心动图：①右心室内径扩张 ≥ 23mm，右室舒张末期内径 / 左室舒张末期内径 ≥ 0.63，室间隔与左室后壁呈同向运动。②右室节段性运动障碍。③右室壁运动缺失或矛盾运动。④右心室腔内可有附壁血栓。本例患者未见上述表现。

3. 血清心肌酶学增高：以往有学者报道异常显著增高的 CK-MB、谷草转氨酶、乳酸脱氢酶，以及急性下壁梗死时血清 CK > 2000U/L 对合并右室梗死诊断有较高的预测价值。本例患者就诊时间短，未检测到心肌坏死标志物升高。

4. 脑钠肽（BNP）：急性下壁心肌梗死时 BNP 明显升高，除外可能的继发因素后，也是右室受累的一项早期诊断指标。

5. 胸部 X 线：右心室扩大而无肺瘀血表现。

6. 心律失常：下壁合并右室心肌梗死的患者，发生右心功能不全的概率增大，更容易发生房性心律失常和心房颤动。右室梗死患者出现高度心脏房室传导阻滞所致时，心动过缓及房室协调性收缩丧失，会使血流动力学恶化，造成住院期间较高的病死率。

7. 血流动力学检测：①右房压和右心室充盈压（RVFP）与左室舒张压相比，有不成比例的升高，静息时或容量负荷后，右房压 ≥ 10mmHg。②肺动脉舒张压略偏高。③心排出量和周围动脉压降低。

问题 7　该类患者的治疗处置原则？

答：1. 控制血压和降低心率：该患者血压变化的独特

性，多数原有高血压患者发生主动脉夹层后疼痛使血压更高，所以常规对患者要进行严格的血压控制，一般要求收缩压在110mmHg以下。但是该患就诊时血压偏低，所以造成了进入导管室以后冠脉造影过程中才诊断主动脉夹层。

反之，当首先诊断主动脉夹层，却发现患者血压偏低时要考虑分析可能的原因，如夹层分离导致心包填塞、胸膜腔或腹膜腔破裂出血。当夹层累及头臂血管使肢体动脉损害或闭塞时，也会出现由于血压测定不准确所引起的假性低血压。

要密切关注血压，血压一旦有升高，必要时可以静脉应用血管扩张剂，以降低血管阻力、血管壁张力和心室收缩力，控制血压的收缩压100~120mmHg。联合应用 β 受体阻断剂，保持心率在60~75次/分，以防止病变的扩展。

2. 补充血容量：右室心肌梗死的一般处理与左室心肌梗死相同，但为保证左室心输出量，改善外周灌注，就要有适当的充盈压，通过输液以增加右室前负荷和心输出量是急性右室心肌梗死的最重要治疗原则之一。

合理的扩容治疗最好在血流动力学监测下进行。在无监测条件时，通过观察血压，心率、肺部啰音、肝脏大小、周围灌注及尿量等调整液体总量。

对伴低血压的右室梗死患者最初应快速补液1000ml或以上，液体可选用生理盐水、5%的葡萄糖、低分子右旋糖酐或血浆等。如低血压还不能纠正，可以考虑给予血管扩张剂，如酚妥拉明等。

肺毛细血管楔压（PCWP）> 18mmHg，应停止扩容，可应用动脉血管扩张剂，降低左室射血阻力及左房压和肺动脉压，因而降低右室射血阻力，增加右室输出量。单纯以右心衰为主而无左心衰者，不宜用利尿药和扩血管药物。

3.血管再通（再灌注）治疗：根据目前急性心肌梗死治疗指南建议，有条件时，急性冠脉综合征（ACS）患者应尽可能在首次接诊的 10 分钟内得到心电图确诊，优先将发病 12 小时内的 ST 段抬高型心肌梗死患者送至可行直接介入手术（PCI）的医院，并尽可能绕过急诊室和冠心病监护病房或普通心脏病房直接将患者送入心导管室行 PCI 术。

对已到达无直接 PCI 条件医院的患者，若能在 2 小时内转送到有条件行心脏介入手术的上级医院，则实施转运让患者接受直接 PCI 术。该患者按照常规流程接受了冠脉造影，发现冠状动脉本身的狭窄病变并不是很严重，未予干预治疗。

4.镇痛：患者疼痛严重时，可给予吗啡类药物止痛，并镇静、制动。

5.采用鼻导管吸氧，检测生命体征，密切观察神经系统、肢体脉搏、心音、尿量等变化，及时复查心电图、血红蛋白和心肌梗死标志物等。

6.外科手术：DeBakey Ⅰ型、Ⅱ型即 Standford A 型是主动脉夹层中较常见也是最为高危的类型，需要外科迅速干预。该患者最后转院行主动脉置换术 + 冠状动脉旁路移植术。

【查房小结】 >>>>>>

患者因突发胸痛入院，病史及心电图高度支持急性心肌梗死的诊断。

特殊性之一，是患者有明显的低血压，低血压的原因既不支持液体入量不足所导致的体循环灌注不足，也不支持心源性休克。这时是要考虑到心肌梗死的一个特殊类型——右室心梗。凡下壁、后壁和（或）前壁梗死后出现明显的右心衰或低血压状态而无左心衰征象时，多提示右室梗死。

特殊性之二，是患者入院后经过冠脉造影证实心肌梗死的原因为主动脉夹层。这种情形在临床上比较少见，凶险度非常高，甚至在某些特定情况下会被误认为是动脉粥样硬化导致的斑块破裂、血栓形成引起的急性 ST 段抬高型心肌梗死而进行急诊溶栓治疗，出血的风险非常大，故一定要注意甄别。

特殊性之三，许多年老、经济条件比较差和居住比较偏远的患者，平时从不体检，发生了高血压也很少吃药治疗，往往他们被识别的最初始原因是高血压导致的靶器官损害，如脑出血、脑梗死偏瘫、急性心肌梗死、主动脉夹层和肾脏衰竭等。入院后这些人往往不能提供有意义的病史协助诊断，如果不仔细问诊和进一步检查，可能会延误病情。

【诊治流程与思路】>>>>>>

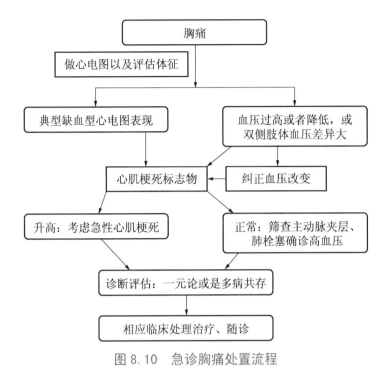

图 8.10　急诊胸痛处置流程

- 浏览本章更多精美图片

  请扫描二维码

玖

雾里看花，心跳如跑马，
原因竟是甲亢它……

2017 年 12 月 23 日
广西壮族自治区梧州市

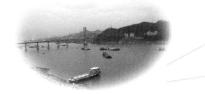

广西壮族自治区梧州市，地图的外形就像是一只跳跃着的大尾巴松鼠。

最早认识梧州是从龟苓膏开始的，一碗黑黑的果冻样零食小吃，苦得非常地道，即便你在它的四周铺满了蜜糖，送进嘴里还是忍不住苦得皱眉头，但是它爽滑的口感和后续的"祛火"效应，还是令人久久不能忘怀。

据说，龟苓膏是当年诸葛亮率兵打仗驻扎在梧州，由于当地气候湿热多雾，来自北方的士兵们产生了严重的水土不服，当地人使用传统药膳——鹰嘴龟和土茯苓为主要原料，辅以生地、蒲公英和金银花熬制成"龟苓膏"，通过其清热解毒祛湿的功效，解除了士兵上吐下泻的困扰。

"龟苓膏"从此也成了梧州的"招牌"，享誉神州。

梧州是个非常古老又现代化的城市。古老可以追溯到公元1470年，是中国历史上第一个建立总督府的州县。在它2100多年的历史进程中，梧州市得天厚爱，作为连接珠三角与北部湾的重要通道，商贾聚集，经济繁荣，民众安居乐业，文化美食更是一脉传承。

将梧州一切两半的西江水流波涛汹涌，上游有漓江之水注入，铺展了它的秀与美，漓江流到梧州以后称为桂江，得益于广西地表水充足，河水量大；中游流经岭南大部分土地，润生出肇庆、鹤山等多个壮丽又文雅的城市。连着南宁的那条邕江，河水清澈，江面上有很多船在跑运输（图 9.1），西江最后汇入珠江成为珠江的主流。

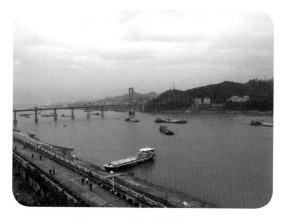

图 9.1　繁忙的邕江水

西江的东岸有当地人赞不绝口的"白云山"，白云山的海拔不高，目前已建成公园，许多喜好运动的人每天会爬上一个来回。山路可拾级而上，也可以弯弯转转地依坡而上。

电视塔屹立山巅，从山顶眺望出去，西江全貌尽收眼底，江面百舸争流。

白云山也是梧州的军事制高点，山间有成群的碉堡，最早使用可以追溯到孙中山先生倡导的北伐战争，后来在抗日战争时期又被重新修建和加固，梧州守军确实在这里与日本侵略者发生过激烈的战斗。只是历史悠久，碉堡或半埋于土下，或掩映在茂密的灌木丛中，早已失去了当年的功用，作为历史的见证物，一直在等待后人进一步考证和缅怀（图 9.2）。

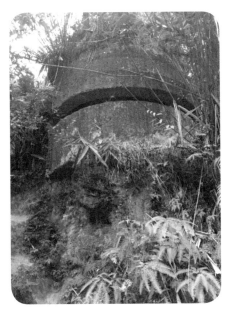

图 9.2　白云山上的旧碉堡

　　梧州市冬暖夏凉，潮湿温润，夏天最高气温约为 38℃，树木常绿，四季花开，舒适宜居。

　　但是大自然也有发脾气的时候，西江上游如果连降大雨，导致山洪暴发，江水也能瞬间变身猛兽，汹涌江水肆虐河堤，冲毁民房，行人瞬间就会被淹没在漩涡之中，也正因为这样，梧州才发展出赫赫有名的"骑楼"建筑文化。

　　梧州的骑楼，是人与大自然较量的成果，是前人智慧创想的体现。听起来就很憧憬，见过骑马人的潇洒，但确实难以想象"骑楼"的模样，直到见过实物，才知道原来骑楼不是楼上架楼，而是所有的临街楼房都一面是墙一面是桩（图 9.3）。

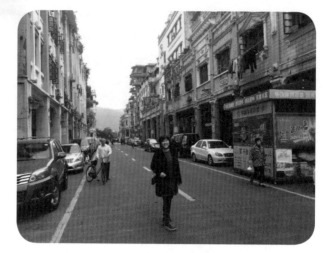

图 9.3　梧州骑楼

　　临街的砖楼都是二层以上的，最下面一层由各家各户腾出一半空间，比肩齐眉，使用水泥支柱作桩，弯弯曲曲构建成有顶、有窗、有起伏、有台阶的沿街长廊，雨天避湿，夏天遮阳。欧式的洋房骑跨在长廊之上，得名骑楼。

　　洪水来临时，二层墙外的大铁环就是泽城水上摆渡拴船的地方。推开二层的窗门，步入扶梯上下小船，买卖交易如常。即便街道已成一片汪洋，市民依旧可以悠然地一边打着麻将一边欣赏着不逊意大利威尼斯的水上风光。

　　骑楼依街巷排列，错落有致，外观色彩各异。有的古朴，有的奢华，有的破旧生出杂草，有的经过翻修装潢考究。宽处可汽车并行，窄处仅可供行人穿行。尤其是傍晚，楼上楼下霓虹灯闪亮，整个城市呈现出童话般的景象。

　　午饭之后步行到盛名的"河东防洪堤岸"，近些年来为了防止洪水再度侵袭进入市中心，就在河的岸边筑起了长长的大堤。堤坝内外每隔不远的地方就有一道厚厚的大铁门，门是朝向堤外开的，我想这应该是为了尽快排干市区内的积水而进行的独具匠心的设计。宽阔的防洪堤岸，有树有花，平时是市民休闲和健身跑步的"外滩"。

梧州所处的广西是壮族自治区，和其他城市相较呢，在每年的农历"三月三"，要多享受两天假日，庆祝已有上千年历史的传统节日——歌节。特别是 2014 年"壮族三月三"申遗成功，广西以壮族为代表的各民族文化走上了国际舞台。这几日姑娘、小伙儿身着盛装，形成了数百、数千人聚唱的"歌圩"，喜庆祥和。

梧州还有一个节日称"上灯节"，每年农历正月初十举行。如果前一年哪个家庭里添了男丁，这一天就会在家里点一盏灯笼，挂在祠堂或者自己家门口，多添一个男丁就多加一盏灯笼，灯笼是大红色的，这一天同时要宴请乡里乡亲。周边的一些县城，可以隆重到庆祝三天三夜。

两广地区，对家有男丁续香火这一传统习俗，还是很在意的，就是进祠堂拜祖先也只有男丁去拜。

梧州当今被称为世界人工宝石城市。锆石，据说这种漂亮的石头有 70% 来自于梧州，梧州市有 40 万人口，其中约 10 万人从事与人工宝石相关的职业，这些五光十色的宝石被镶嵌在新娘的婚纱、新郎的礼服、选美姑娘的发冠上熠熠闪亮；舞台上那些斑斓的舞裙，由于它们的点缀，在灯光之下放射出耀眼的光芒。锆石价格并不昂贵，让所有的爱美之人都得以实现闪亮的梦想。

全国著名的中恒集团是国内中药制造业中的佼佼者，在中药单体有效成分提取方面有自己的创新，以人参、三七为主要成分研制的血栓通注射液，在全国都有应用。

说实在话，全国各地的城市建设外观上基本上相似，唯有饮食还能体现出地域性的差别。就说一碗豆浆吧，无论南方北方，喝一碗豆浆应该是习以为常的早餐，但是梧州的"冰泉豆浆"确实有点颠覆我的感官。

一大早开车来到"冰泉豆浆馆"，这家具有 80 年历史的老店据说比较"正宗"，需要头天晚上预定，不然很可能就会吃不上。餐厅的墙壁上贴满了梧州历史和文化的介绍图片。服务员推着小车进来，左一样右一样的小吃层层叠叠，一会儿就摆满了整整一大桌子（图 9.4）。

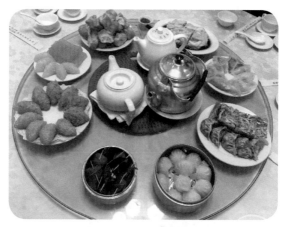

图 9.4　冰泉豆浆早餐

有用竹签儿折着的蕉叶糍粑、滚着芝麻粒儿的鸡蛋球、剪成小段儿的油条、皮薄透明的虾饺、裹着小肉粒儿的粉肠、酥酥脆脆的芋头丝糕，配上柴火熬制的泉水豆浆，豆香中带柴香，这样一顿精致的早餐在北方是从来没有见过的。

龙虱，街头小贩推着小车售卖的一种甲壳虫，这个通体黝黑的小家伙，学名不得而知，据说是生活在水面上的，暂且不说它的清洁程度、营养价值，就是这个外观加上口感，没点"胆量"是品尝不了它们的神奇美味的，这是我见过而没有试过的唯一东西！

酸水果，不是那些天性中带有酸味的水果，而是当地人用一种不知名的液体浸泡出来的各种水果，它们或是藏在大大的玻璃瓶中，或是裸露着放在摊车上，你可以买回去直接吃，品品不同水果带着腌渍的酸酸味道；还可以请摊主将各类选好的水果切成小块放入一个小盆中，加入辣椒粉、胡椒面和独家秘制的调汁充分搅拌，要上几根长长的竹签，边走边享受这开胃美食，想想这要是在酷暑难耐之时该有怎样的惬意！

炖鸡，总以为炖菜是东北地区的特色，小鸡炖蘑菇几乎成了东北的招牌菜。但在这里的炖鸡，是一口铁锅里盛着另一口用冬瓜刻制的小锅，鸡块在小的冬瓜锅内沸腾，鸡肉经过这样的炖烧，里面渗入了冬瓜的清香，荤素这般巧妙的搭配之后，肉不腻，瓜不寡，顿时心生爱怜！

蒸藕盒，藕出淤泥而不染，即是菜品又可作主食，深受人们喜爱。藕最多的吃法是凉拌藕、清炒藕和炸藕盒。在这里吃到的是清蒸藕盒，两片半连的藕中间夹上肉糜，摆放在整张的荷叶上蒸熟，荷叶失去了原本的翠绿色，精华已经被藕夹饱饱地吸去，同样的荤搭素，与前面的炖鸡比较更有别样风味和情调，暗自赞赏梧州人的大智慧。

桂东人民医院坐落在梧州市中心。有意思的是它"身在曹营心在汉"，这是因为行政管辖着它的不是梧州市，而是距它100多公里外的贺州市。桂东人民医院是贺州市最好的一家医院，但因为它距离贺州太远，所以在整个城市规划，以及建设方面都超出了管辖。两个城市的政策又略有不同，贺州的资源比梧州少，得到的国家医保政策金融扶持也少，医生的工资，财政部门都没有拨款。

桂东人民医院院长和副院长是处级干部，由贺州市的组织部任命，正科级以上的干部是贺州市委任命，行政科主任是自己医院领导任命。

桂东人民医院建设在白云山脚下，高高的十几层楼，醒目地伫立在绿树丛中。依坡而上，前面是内凹半弧形的门诊外科综合楼，后面是外凸半弧形的高高的住院部大楼，外观宏伟气派（图9.5）。

从这里开车向东南15公里之外就是广东省，桂东人民医院有超过1/3的患者来自于广东省，广东省的医疗政策要更好一点儿，城市更开放，而相对来说，桂东人民医院的服务更好，所以一直以来，广东省的许多病患会到这里寻医问药。

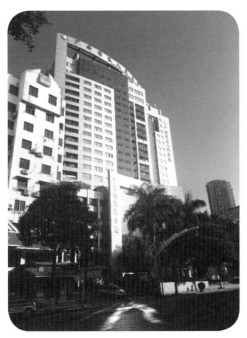

图 9.5　桂东人民医院

　　桂东人民医院成立于 1949 年，与共和国同龄。它最早的名字叫广西梧州立八步人民医院，八步是指医院所在地曾经位于八步县，当时属于贺州市管辖；后来搬迁到平乐县，改称平乐专区医院；再后来建立了梧州地区，又改名为广西梧州地区人民医院；梧州地区当时的 8 个县以后又进行了拆分，4 个县归贺州市管，4 个县归梧州市管，医院又改成广西桂东人民医院。

　　当今的广西桂东人民医院大楼于 2014 年落成，现在这一栋 23 层楼，都是医院自筹资金建立的。目前员工有 1300 人，编制 800 张住院床位，开放 1100 张。

医院开设有 30 个临床科室，15 个医技科室，除院本部外还开设有桂东养老院。特色专科是心血管内科、心血管外科、神经内科、消化科和肝病科。

医院在 1996 年就开展了心脏导管介入手术和心律失常射频消融术，当时北京一批著名专家在胡大一教授的带领下，来此指导工作，是梧州市第一家开展射频介入手术的医院，目前是梧州市唯一一家能够独立进行冠脉造影和介入手术的医院，医疗学术水平在整个广西壮族自治区排名前列。

桂东人民医院，三面青山环抱，门前西江秀水长流，环境幽雅，交通便利，医院也是广西红十字基金会"救心行动"定点医院，美国微笑列车唇腭裂免费手术合作医院。2014 年 12 月与广西壮族自治区人民医院结为医联体，建立了深度合作关系，是广西住院医师规范化培训基地，是广西医德医风示范医院之一。其中贺州市重点学科 8 个。

院长是心外科专业，1988 年那一届，1993 年毕业于广西医科大学，2011 年就开始当副院长，2015 年升任正院长。院长介绍医院发展得又快又好得益于他们开放得比较早，目前为止他们与多家外地医院都建立了非常好的合作关系，经常请各专业专家来医院指导和教学。同时也将年轻的医生送到北京等更好的医院进修。医生以本地培养的为主，目前本院还不能培养研究生。

医院也同全国各地一样执行了医疗改革政策，实行总额控制和人均医疗费用管理，人均 7200 元，超过部分医保会拒付，所以开源节流是医院领导重要的监管内容。如胸科手术，如果是开胸手术花费只需要 10000 多元，但是现在都采用胸腔镜手术，费用就要上涨到 30000 元左右，所以现在过度限制医疗经费，对开展新项目就有一点难度，也不利于医疗水平的提升和最大限度地减少患者的痛苦，治疗效果也会受影响。

心内科的邝主任人很和气，管理心血管内科 84 张病床。心血管内科是贺州市临床重点专科，现有医生 13 人，其中高级职称 6 人，研究生 3 人，科室技术力量雄厚，现在他们有两个导管室，两台大的 C 臂，每年冠脉造影手术 300~500 台。13 名医生中，有资质做冠脉造影的人只有两个人：主任和副主任，他们都曾经在北京进修，主任在中国医学科学院阜外医院进修过 1 年；副主任 2003 年在首都医科大学附属北京朝阳医院进修。

邝主任 1992 年毕业于广西医科大学，曾经在湖南的基层医院工作过，重视学术发展。科里的医生大多数都是当地人，只有 1 位是湖南人。科里已经拥有 3 名硕士研究生毕业的医生，他们在主任的带领下，兢兢业业，努力工作，患者的认可度越来越高，科里的学术氛围较好。

现在心血管内科里年纪稍微大一点的医生基本上都在北京进修过，提升主治医师之前都要出去进修，因为当年胡大一教授曾经在这儿指导过心血管内科的建设，所以医生都比较认可在北京进修，也一直表达出对这些曾经帮助过他们的专家、教授的尊敬之意。

医院心血管内科目前已经能够24小时自行开展各种常规心脏介入手术，包括冠心病的冠脉造影、心脏冠状动脉支架置入术、先天性心脏病介入治疗矫治术、心律失常的电生理检查及射频消融术、风心病二尖瓣球囊扩张术、心脏大血管疾病如主动脉瘤、主动脉夹层覆膜支架置入术、下肢静脉血栓下腔静脉滤网置入术等的介入治疗。患者年龄从1岁余到80多岁，每年心脏介入手术量达到1000多例，手术成功率、治愈率达98%以上，处于本地区领先水平。

评职称是所有医生最关注的话题之一，由于医院鼓励医生学习和进修，医院的年轻医生升职称还是比较容易，只要资格达到，基本就能升职，暂时没有名额限制，够标准就能升职称，但是年纪大一些的医生升职称很慢，主要是英语考不过。

评高级职称的时候，县以下的医院，是单独分出来的。以前是全广西一块儿评职称，但是现在是各市横评。去年开始桂东人民医院与南宁市一同评定。

我这次来桂东人民医院，恰好逢他们组织"2017年广西继续教育项目暨桂东冠心病学习班"。从1996年开始在胡大一教授的指导下，医院将诊疗理念与先进的信息网络化技术相结合，开通急性心肌梗死绿色通道，大大提高了急性心肌梗死患者抢救成功率，同时也对基层单位在急性胸痛、心肌梗死、重症心力衰竭等危急症的抢救中，提供了有效的扶持和对接。

2016年11月23日，医院的"胸痛中心"成立，通过建立远程数据共享及处理，实现了南宁、梧州、岑溪三地多层级、多医院、多部门参与的院前急救和院内绿色通道的合作。定期举办学习班，也是为各级医生搭建相互学习、交流经验的平台，以此促进各参会医院在心血管内科方面取得新的发展，从而造福百姓。

教学查房是在心血管内科进行的，医生也都是一大早提前上班，先将自己管理的患者询问一圈，开出当日的治疗方案以后才参加我们的教学查房。（图 9.6）

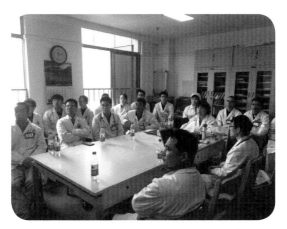

图 9.6　桂东人民医院教学查房

教学查房病历简介

患者女性，85岁，农民。主因"活动后气喘、心悸1周"入院。

患者于1周前被家人发现活动后气喘，自述一阵阵心悸，时重时轻，不是那种突发突止的感觉。表现是呼吸快，吸气费劲。不发热、无咳嗽、咯痰、咯血，没述说有胸痛、反酸、嗳气，无头晕、眼前发黑及晕倒。近3天出现夜间睡眠时因喘憋而惊醒，家人扶她坐起来并喝水，休息半小时左右喘憋可以稍缓解。平时总是拒绝家人带她看医生，也不吃任何药物。因近几天不怎么吃东西，伴恶心、老想呕吐，去当地诊所做心电图说有"心律失常"无法处理，让家人送来上级医院住院诊治。

【查房的目的】>>>>>>

1. 掌握急诊"心律失常"的快速诊断。

2. 熟悉"急性心力衰竭"的急诊评估处理。

3. 熟悉"甲亢性心脏病"的临床特征和诊断标准。

4. 了解"甲亢性心脏病"发病机制。

5. 了解"甲亢性心脏病"的治疗原则。

【需要补充的病史】>>>>>>

1.病史主诉是"喘憋"，医学上定义的症状为呼吸困难。呼吸困难的鉴别主要考虑有心源性、肺源性和代谢性（如酸中毒）几类原因：

（1）要问患者有无慢性气管炎、哮喘和过敏史病史？回复：没有。

（2）肾脏病、糖尿病和引起急性肾衰的诱因：进食情况，特殊食物（如毒蘑菇、野菜）？回复：没有检查和诊断过，但是老人平时尿骚味大且泡沫多。平时无多饮。尿量不少。

（3）心源性：没有下肢水肿过。没有游走性大关节疼痛史。没有吸烟、饮酒史。否认高血压病史。没有明确的"心脏病"家族史。

2.心悸：引起心悸的病因除心脏病因素以外，还应该除外一些常见的继发因素。

（1）贫血：患者没有出血情况及黑便。没有明显的乏力、头晕等贫血表现。

（2）甲状腺疾病：患者胃口好、吃得多，一直比较瘦，大便一天 2~3 次，多数不成形。身上容易出汗，怕热。

【重点体检】>>>>>>

T：36.7℃，P：73 次 / 分，R：24 次 / 分，BP：128/60mmHg。

意识清楚，呼吸深快，呼气中没有烂苹果味。皮肤湿润，四肢暖。双手平伸时可见双手轻微震颤。眼征查体：①无眼睑裂隙增宽、突眼，眨眼睛正常；②眼球内侧聚合正常；③无露白征；④眼向上看时前额皮肤能皱起。口唇无紫绀，双肺呼吸音清，双肺底少量湿性啰音。心界扩大，心率73次/分，律齐，未闻及心脏杂音。腹部平坦，肠鸣音正常，全腹无压痛及反跳痛，肝脾未触及，双下肢无水肿，双侧足背动脉搏动有力、对称。病理征未引出。

【辅助检查】>>>>>>

1. 心电图（图 9.7，图 9.8）：

①入院时心电图：

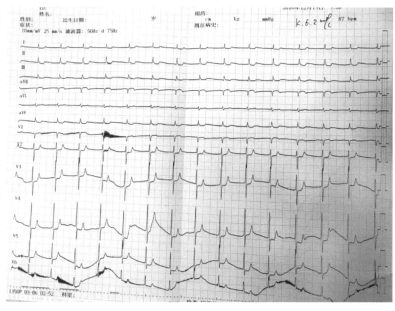

图 9.7　患者入院时心电图

②治疗后出院前心电图：

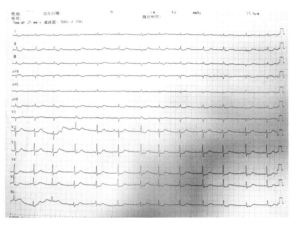

图 9.8　患者出院前心电图

2.动态心电图（图 9.9）：

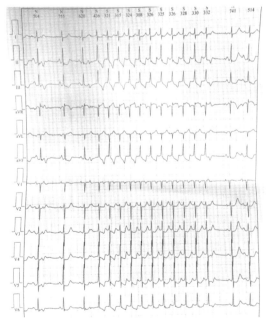

图 9.9　患者动态心电图

3. 血生化：

ALT 7U/L，ALB 3.9g/L，Cr 314umol/L，BUN 44.6mmol/L，UA 404umol/L，Ca 2.34mmol/L，GLU 5.57mmol/L，Na 144mmol/L，Cl 97mmol/L，K 3.94mmol/L，AST 24U/L，CK 67U/L。

血脂（正常值）：CHOL 4.45mmol/L（3.1~5.8mmol/L），TG 2.04mmol/L（0.4~1.82mmol/L），HDL-C 0.84mmol/L（0.9~2mmol/L），LDL-C 2.72mmol/L（1.48~3.1mmol/L）。

同型半胱氨酸 HCY 47.7umol/L（0~15umol/L）。

4. 血气分析（正常值）：

pH 7.213（7.35~7.45），PCO_2 22.3mmHg（35~45mmHg），PO_2 163.1mmHg（80~110mmHg），SO_2 98.8%（94%~98%），实际碳酸氢根（HCO_3^-）8.9mmol/L（22~26mmol/L），SBC 12mmol/L（22~26mmol/L），ABE -19.1mmol/L（-3~3mmol/L），SBE -17.1mmol/L（-3~3mmol/L）。

5. 甲状腺功能（正常值）：

游离三碘甲状腺原氨酸（FT3）5.14pmol/L（3.8~6.0pmol/L），游离甲状腺激素（FT4）19.91pmol/L（7.6~14.41pmol/L），促甲状腺素（TSH）0.03mIU/L（0.34~5.6mIU/L）。

6. 超声心动图：

心脏彩超检查报告：左房内径 34mm，左室收缩末径 41mm，舒张末径 61mm，EF 值 58%，未见节段性室壁运动异常。二尖瓣、三尖瓣、主动脉瓣局部轻度钙化。

【诊断】 >>>>>>

- ◆ 甲状腺毒症性心脏病（甲亢性心脏病）。

  心律失常。

  交界性心律。

  阵发房颤。

- ◆ 急性心力衰竭（左心）。
- ◆ 慢性肾功能不全。
- ◆ 代谢性酸中毒。
- ◆ 高钾血症。

【诊断依据】 >>>>>>

1. 甲状腺毒症性心脏病：①有甲亢的临床表现，如多食、大便次数增多并不成形、手抖等；②有心脏扩大及充血性心衰的表现；③动态心电图示阵发性房颤；④生化检查甲状腺功能异常：促甲状腺素减低，血清 FT4 升高；⑤基本排除了高血压、冠心病和心脏瓣膜病。

2. 心律失常：①交界性心律：入院时心电图判读显示 P 波消失，代之以节律整齐的窄 QRS 波群，频率为 73 次 / 分。②阵发房颤：24 小时动态心电图可见在顺序出现的窦性节律中，有阵发性心动过速出现，为窄 QRS 波群，其前面未见 P 波，代之以细小 f 波，RR 间期绝对不齐。

3. 急性心力衰竭（左心）：病患有渐进性的呼吸困难表现，先劳累后出现，发展至夜间阵发性呼吸困难。两肺底可闻及湿性啰音，心脏扩大。

4. 慢性肾功能不全、代谢性酸中毒、高钾血症：患者尿中有泡沫，血肌酐升高，肌酐清除率下降。血气分析 pH 值下降，剩余碱增加。血钾 6.7~8.1mmol/L。心电图 T 波高尖。

【危险分层评估】 >>>>>>

患者为高龄女性，既往没有慢性病史报告，目前肾功能不全的病因尚不明确，但临床所合并的严重酸中毒和高血钾症诊断明确，两者均可引发心脏骤停。

心律失常考虑是继发于电解质、酸碱失衡及甲状腺激素的毒性，应该以治疗原发病和纠正诱因为主，暂不考虑使用抗心律失常药物，但应该准备好床边除颤抢救。

甲状腺毒症性心脏病是甲状腺功能亢进症的一种特殊的临床类型，临床中容易被漏诊。老年人还容易被误诊为冠心病、肺心病、风心病、心肌炎等。多数甲亢心脏病患者在甲亢治愈后，心脏病的症状能够随之好转，但部分病程较长的患者，虽然甲亢治愈或得到控制，心脏病变仍可继续存在，留下永久性的心脏增大，出现反复发作或难治性心力衰竭时，提示预后不良。

【讨论】 >>>>>>

问题 1 如何对急诊"心律失常"患者进行快速的诊断和处理？

答：因"心律失常"到急诊就诊的患者往往是各级医生都

会觉得棘手的事情。这主要是由于"心律失常"的类型多变，干扰因素过多，是随时导致急性心衰及猝死发生的最主要病因。

当我们拿到一份心电图时，根据我们以往所学习的诊断原则，一定是先找 P 波，决定它是否为窦性心律，但我认为第一步先看心室率最重要，心率 ≤ 50 次 / 分或者心率 ≥ 180 次 / 分时会造成心输出量下降，引发脑和重要脏器的供血不足，这时候根据患者血压的不同情况要采用积极的方法来纠正心律失常，而不需要花上很长时间来明确病因或者判别心律失常的正确分类，换句话说"保命要紧"。

当患者血流动力学不稳定，也就是说患者血压下降伴有四肢厥冷、皮肤潮湿，以及尿量减少等休克表现时，要果断地采取措施纠正这些恶性心律失常，如开放静脉通道补液、用药、电除颤、同步电复律，以及置入心脏临时起搏器等。这时没必要追求诊断流程的完美。

如果患者血流动力学稳定，我认为第二步要看心电图相关导联的 ST-T 改变。一旦有急性心肌梗死的心电图特征，立即启动心肌再灌注治疗程序，包括止痛、扩冠、静脉溶栓，甚至通过绿色通道进入导管室行介入治疗。心肌梗死早期最容易合并出现各类一过性快速及缓慢型心律失常，一旦冠脉血管再通，心肌得到再灌注血供，心律失常会自动消失。

除去上述两种特殊情况，第三步要静下心来分析心电图特征，以及详细询问病史并等待重要的生化和血气分析报告。

这名患者心电图表现是心率 73 次 / 分，不快不慢，节律比较规整，窄的 QRS 波群，但是它们的前面看不到 P 波，考虑是交界性心律。这种心跳的频率通常会维持血流动力学的稳定，患者也少有心悸的表现。而该患者自述有阵发心悸的描述，所以住院以后做 24 小时动态心电图监测是合理的，而且确实记录到了阵发性房颤。

还应该注意到患者的心电图中 T 波的形态异常，这种高而尖的 T 波往往是血钾升高的表现，高血钾有引发心脏骤停的风险，是应该处理的当务之急。

这位 85 岁的老年女性患者，既往没有做过系统检查，最有可能的病因就是肾脏出了问题，因为随着年龄的增长，肾功能是逐年减退的。肾功能不全常常表现为血钾升高，也容易发生代谢性酸中毒。体内出现酸中毒，心电图的交界性心律也就容易解释了。

患者回报的生化结果和血气分析报告的确支持我们的诊断，经过纠正酸中毒、降血钾治疗后，心电图也很快恢复了窦性心律，T 波也不再高尖。

问题 2　如何考量急诊"心律失常"患者的药物治疗？

答：前面提到关于心律失常的判别，虽然必要的时候我们可以采取物理刺激迷走神经的方法、电复律、电除颤或者是纠正水、电解质和酸碱平衡以后，可以使部分患者的心律失常得到控制。但是对于那些血流动力学和内环境稳定的心律失常患者而言，药物治疗是不可或缺的方法。

事实上，特别是在急性期，抗心律失常药物的选择往往会存在很多难点和治疗上的矛盾，例如，非二氢吡啶类的钙拮抗剂地尔硫䓬、β 受体阻滞剂和普罗帕酮类药物都不能用于心力衰竭的患者，而心力衰竭又恰恰是最容易发生快速心律失常的临床症候群。

抗心律失常药物，除了禁忌证和不良反应以外，有与其他类药物不同的特点就是抗心律失常药物的促心律失常作用，也就是说这种类型的心律失常治好了，另外一种新的类型心律失常又出现了，可能比之前的还严重、还致命，如我们以往听说过的"奎尼丁晕厥"，就是患者在使用奎尼丁时，患者突发室性心动过速或室颤，导致患者意识丧失、四肢抽搐，甚至心脏骤停。这也是以往曾多用奎尼丁转复房颤，目前几乎不用了的原因之一。

广谱的抗心律失常药物胺碘酮由于能够延长 QT 间期，也发生过使用过程中患者出现尖端扭转性室速、窦性停搏等情况，尤其是与能够延长 QT 间期的其他类药物合用时，危险性更大。临床中一般不建议两种抗心律失常药物联合使用。

在使用抗心律失常药物治疗时，还特别需要关注患者的基础疾病、血压、心功能状态及合用药物的这些特点，如病窦患者出现了快速心房颤动时使用抗心律失常药物，终止房颤以后，患者可能难以恢复正常的窦性心律，所以应该做好充分的抢救准备。

我们今天讨论的这名患者，有心功能不全和肾功能衰竭，处理心律失常的原则首先要顾及主要矛盾，同时要与患者和家属进行充分的沟通和病情交代。

急诊接诊宽 QRS 心动过速患者，当你不能精准判断是室性或是室上性心动过速时，根据现行指南的建议，无论宽 QRS 心动过速的发生机制如何，处理原则可以按照室速处理。最常用的药物是胺碘酮，静脉负荷为 150mg，用 5% 的葡萄糖稀释以后，10 分钟注入；随后静脉输液泵维持剂量为 1mg/min，维持 8 小时；再改为 0.5mg/min 维持；第一个 24 小时内用药总量 1200mg 左右，最高剂量不超过 2000mg。

部分药物的使用也会导致 QT 延长，即使不是心血管类药物也可能导致 QT 延长，如抗感染药物、抗组胺药物、抗肿瘤药及消化系统用药。联合使用药物不确定时，可以事先查阅药品的说明书。有 QT 延长的患者一旦出现低血钾能导致尖端扭转性室速的发生，这时补镁、补钾是重要的抢救措施，可静脉注射硫酸镁并补充血钾至 4.5~5.0mmol/L。

问题 3　如何对"急性心力衰竭"患者进行急诊评估处理？

答：1. 诱因和病因分析：通过问诊与体检，应该尽快确定引起急性心力衰竭的诱因或病因，去除诱因、解除病因是治疗的最关键问题，如感染和快速房颤通常是导致急性心衰的常见原因，一旦感染得到控制，房颤患者转复窦性心律或房颤心室率下降以后，心衰的症状可以很快改善，否则会进入恶性循环。

2. 生命体征判断：体温升高提示感染，体温过低警惕休克；

脉搏双侧不对称提示动脉夹层、闭塞，脉搏过快、过慢、节律不齐提示心律失常；呼吸频率 > 25 次 / 分，动脉 SaO_2 < 90% 要考虑使用呼吸机辅助呼吸。血压收缩压 < 90mmHg 表示体内灌注不足或者合并休克，收缩压 > 180mmHg 或者怀疑有动脉夹层时，需要测量四肢血压，至少要测量双上肢血压。

3. 收入抢救室的标准：考虑需要气管插管的患者；有低灌注征象的患者，如血压低、少尿、四肢厥冷、精神状态异常、乳酸 > 2mmol/L、代谢性酸中毒及 SaO_2 < 65%。

4. 给患者称体重或准确记录出入液体量。

5. 给予无创监测心电、脉搏血氧饱和度、呼吸频率和血压。

6. 检查肌钙蛋白、BUN（或尿素）、肌酐、电解质、血糖和全血细胞计数。血浆钠尿肽水平（BNP、NT-proBNP）以鉴别非心因性呼吸困难。疑似急性肺栓塞需 D- 二聚体检测，动脉血气检查。

7. 心电图检查、胸片、床旁超声心动图，必要时腹部超声或血管超声检查。

8. 尽量避免导尿术。

9. 若患者收缩压 > 110mmHg，可舌下含服硝酸甘油迅速缓解症状。

10. 患者临床状况会在入急诊后几小时发生显著变化，因此初始治疗临床反应是指导下一步措施的重要指标。初始治疗临床反应良好的指标有：①患者主诉病情改善；②静息心率 < 100 次 / 分；③无直立低血压；④尿量正常；⑤动脉血氧饱

和度＞95%；⑥无或中度肾功能恶化。

对患者进行评估有利于适时调整治疗方案，随着病情的变化而及时调整治疗措施。

问题 4　甲亢性心脏病的临床特征和诊断标准？

答：甲状腺功能亢进症本属于内分泌系统疾病，但是有些甲亢的患者会出现心脏扩大、心力衰竭等心脏病表现，甚至有一部分首次因心房颤动就诊的患者真正的病因是甲亢。

接下来要讨论的问题是如何识别甲亢性心脏病。尤其是中老年患者，我们常常将心脏扩大、心力衰竭、心房颤动、心绞痛、心肌缺血、心电图改变等心脏病的病因归结到高血压、冠心病，甚至心肌病，特别是当患者甲亢症状不典型或接诊时疏忽而出现漏诊和误诊。早期识别出甲亢对心脏的损害，经过正规治疗，甲亢性心脏病往往可以不治而愈或者长期保持代偿状态，反之甲亢患者最终可能逝于心脏病。

甲亢造成心脏损害因人而异，没有统一的时间节点及固定的表现形式，心脏受损的时间有早有晚，有轻有重。因此，在以下这些情况下应该注意甲亢心脏病的诊断：

1. 有甲亢的症状，如多汗、焦虑、兴奋、失眠、心慌（易被误诊为心脏神经症的表现），以及乏力、消瘦、大便次数增多或不成形等高代谢表现。

2. 不可解释的房颤。甲亢性心脏病所导致的房颤特点是多为快速型房颤，心室率常常＞130次/分，对洋地黄反应差，用一般抗心律失常药物无效。病程长，阵发性多见。控制甲亢后房颤可随之消失或减轻。中老年甲亢患者较为多见。

3. 心绞痛、心肌缺血的心电图改变，经扩冠等药物（如硝酸甘油）治疗无明显好转。甲亢性心脏病目前还没有确定的诊断标准，通常认为在明确诊断甲亢的基础上，合并有心脏损害，包括心脏扩大、心肌缺血、房颤及心力衰竭即可以诊断甲状腺毒症性心脏病。

当然甲亢性心脏病可以是独立存在的，也可以是在原有其他病因所致心脏病的基础之上发生的，这时，甲亢又会是使原有心脏病的病情加剧的激发因素。

甲亢除了对心脏造成损害外，也对全身的其他脏器有影响，如甲亢患者代谢旺盛，可有低热、关节酸痛等症状，容易被误诊为风湿热。甲亢时机体耗氧量增加，患者表现出胸闷、呼吸困难，需要与肺心病进行鉴别。甲亢时心前区可闻及收缩期杂音，要与心脏瓣膜病进行区分。

问题 5　甲亢性心脏病发病机制？

答：甲状腺激素对心脏的作用主要来自于以下几个方面：

1. 直接作用于心肌收缩蛋白发挥正性肌力作用：心肌细胞膜内侧面有甲状腺素受体，表现为心脏收缩有力，心脏排血量增加。甲亢的初期心率加快、心肌收缩力增强和心肌耗氧量增加是心肌代偿的适应性表现，若长期处于疲劳状态，导致心脏储备能力耗竭，必然要发生心力衰竭。

2. 增强心脏 β 受体对儿茶酚胺的敏感性：甲状腺激素可激活心肌细胞上 ATP 酶，使 cAMP 增加，引发心脏 β 受体对儿茶酚胺的敏感性，导致冠状动脉痉挛、短暂性栓塞及微循环障碍等，这些是造成心绞痛的主要因素。

3. 增加心肌细胞钙的储存，钾离子浓度降低，各类心肌纤维不应期缩短，兴奋阈降低。这是甲亢患者发生房颤和其他心律失常的原因之一。

4. 甲状腺激素还能对心肌造成病理性改变，如淋巴细胞与嗜酸性粒细胞浸润、脂肪浸润，纤维变性，甚至局灶性缺血坏死，称之为甲亢性心肌病。

5. 甲状腺激素对心脏的间接作用：继发于甲状腺激素导致的外周血管扩张，全身循环血容量可增加 10% 以上。血流速度加快，静脉回流量增加，肺动脉及右心室压力显著增加，由于右心室心肌储备能力较左心室差，临床可以出现右心衰竭的表现。

问题 6　甲亢性心脏病的治疗原则有哪些？

答：1. 控制甲亢：对甲亢本身的治疗可以采用抗甲状腺药物、甲状腺次全切除术和放射性碘治疗。

（1）药物治疗：适用于轻中度病情，甲状腺轻中度肿大，孕妇、高龄或由于其他严重疾病不适宜手术的患者。另外，手术前和 ^{131}I 治疗前准备，手术后或者放射性治疗后复发的患者。常用的药物有甲巯咪唑 30~45mg/d，甲硫氧嘧啶或丙硫氧嘧啶 300~600mg/d。当甲亢的症状被控制后，将有效剂量改为维持量。

（2）放射性碘治疗：适用于甲状腺Ⅱ度以上肿大，抗甲状腺药物过敏，药物治疗或手术治疗后复发，合并心脏病，甲亢伴白细胞、血小板或全血细胞减少，甲亢合并肝、肾功能损害，拒绝手术或者有手术禁忌证，有浸润突眼的患者。

（3）外科手术：适用于甲状腺重度肿大，伴有压迫症状，长期服药无效或者不能坚持服药者，胸骨后甲状腺，经细胞学检查怀疑恶变的患者。

2.治疗心脏病：甲亢性心脏病的治疗效果，关键在于早期诊断、尽快控制甲亢。

（1）甲亢合并心力衰竭的治疗：限制钠盐和水的摄入，间断吸氧，利尿减轻心脏负荷。甲亢时使用强心苷类药物时必须预先或同时使用抗甲状腺药物，否则心衰症状不能得到满意的控制。

（2）快速房颤时，治疗宜采用联合治疗的方法：钾盐和β受体阻滞剂合用，减慢房颤心室率或恢复窦律。甲巯咪唑与强心苷和抗心律失常药物合用。甲亢原因引起的房颤，随着甲亢的控制和缓解，房颤可以自行缓解，一般不建议做射频消融。致于广谱抗心律失常药物胺碘酮，其中含有碘元素，因此，不适合甲亢性心脏病的房颤患者使用。

（3）心绞痛和心肌梗死：甲亢患者血胆固醇、β脂蛋白和卵磷脂水平降低，同时由于甲亢患者血流速度加快，血凝固性降低，抗凝系统活性升高。这些都不利于动脉血栓的形成，所以甲亢患者不太容易发生心肌梗死。相对一些老年人、吸烟和动脉粥样硬化严重的患者要警惕心肌梗死的发生。甲亢患者安静状态下心肌耗氧量升高，多表现出来的是静息型心绞痛，减慢心率治疗尤为重要。

【查房小结】 >>>>>>

今天查房的患者，是个非常有挑战性的病例，一名 85 岁的高龄女性，来急诊就诊时主要表现是呼吸困难和心律失常，按照常规思维可能马上想到就是冠脉缺血，但是经过仔细的问诊和查体发现这个患者没有心绞痛的病史，而是有易激惹、多汗、大便次数增多等甲亢的高代谢表现，尤其是患者自述的阵发性心悸，经过后来的动态心电图检测确实捕捉到阵发性房颤，实验室检测支持诊断，建立患者甲亢及甲亢性心脏病的诊断。

甲亢诱发患者出现了心力衰竭，表现为夜间阵发性呼吸困难。同时因合并肾功能不全，出现了代谢性酸中毒及高血钾症，心电图提示为交界性心律。在临床上是复杂的综合性疾病。

经过纠正酸中毒，调整电解质，利尿及抗甲状腺药物治疗后，患者的心电图很快恢复了窦性心律，心衰症状有明显的改善，治疗效果证实了正确诊断的意义。

甲亢性心脏病，指的是在甲亢的基础上出现心脏扩大、心律失常、心绞痛和心力衰竭等一系列心脏病表现，是甲亢严重的并发症之一。甲亢患者中有 10%~15% 出现房颤。发生心力衰竭时房颤的比例上升到 30%~50%。

甲亢性心脏病在临床上容易被忽视、漏诊或误诊，老年人易误诊为冠心病、肺心病。青年易误诊为风心病、心肌炎等。

多数甲亢性心脏病患者在甲亢治愈后，心脏病的症状随之消失，增大的心脏可恢复正常，因此积极治疗甲亢是防治甲亢性心脏病的关键。

甲亢性心脏病也可以与临床其他类型的心脏病共存，也可以激发或加重患者的心脏损害，在临床的诊治过程中需要综合考量，同时救治。

【诊治流程与思路】>>>>>>

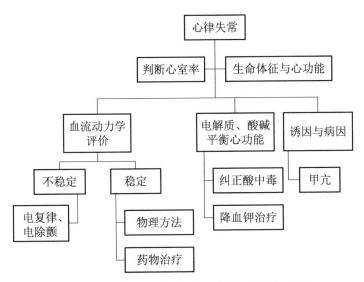

图 9.10　本例患者急诊心律失常处置流程

雾里看花，心跳如跑马，原因竟是甲亢它……

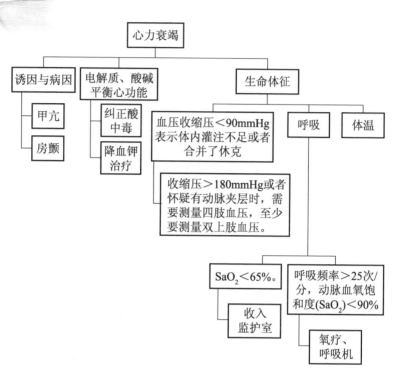

图 9.11 急诊"急性心力衰竭"评估流程

• 浏览本章更多精美图片

请扫描二维码

拾

福可双至，祸不单行，美酒
令人陶醉也让心脏受累……

2018 年 1 月 5 日
青海省海东市民和县

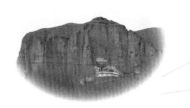

民和县隶属于青海省海东市，地图的外形酷似一名凌空翱翔着的飞行翼人，俯视山川河流，恰似它俊美的大地和无畏拼搏的精神。

民和县是青海省回族、土族自治县，人口大约为40万，回民几乎占到一半。民居历史可以追溯到6000年前，羌人刀剑飞舞，秦汉领地相争，这里自古就是青藏高原与内地政治、经济、文化联系的通道。

这里告别大漠荒野，得益于两条天赐之河。自西向东，湟水蜿蜒漫过县城北境，黄河波涛汹涌流经县城南境，两"水"者虽然都发出同音，但确实"井"水不犯"河"水，首尾协同，使湟水谷地和黄河谷地勾缠相连，共同滋润和养育着这片富庶的土地和厚道淳朴的芸芸众生。

下午16点10分，乘坐国航1261次航班，从北京飞往西宁，18点50分降落在西宁曹家堡机场，接机的师傅已经早早地等候在那里。从西宁机场开车前往民和县，走京藏高速公路，82.7公里，车程是1个小时1刻钟，途中无休息，一口气抵达民和县，交通也如此便利。

高速公路穿行于连绵起伏的山峦之间,刚出西宁机场不久，远远地崖壁上就望见半空中悬挂着一座白色的寺庙，同行的吴鑫说这就是"白马寺"。

白马寺在青海的众多庙宇中可能不太出名，但是它凌空飞舞的身姿和傲视群雄的气势却令人印象深刻。

回程特别留出时间绕上一个大圈前去这不凡的寺庙拜访。拐下高速，按照路旁一个不太显眼的指示牌儿，颠颠簸簸地驶上一条窄窄的土路，爬过陡坡停在山脚下。

举头高望，白马寺被悬架在红色丹霞山裸露的半山腰中。这应该是一座典型的藏传佛教寺院。弧线型白色围墙的顶部是赭红与黑色勾勒出的两排条状图案，黑色条纹上缀着白色点点。围墙上开着几扇长方形的窗，窗是藏式风格的外黑框、红棱格、木雨檐（图10.1）。

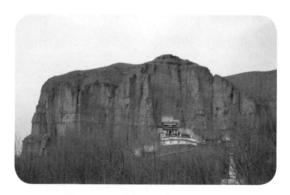

图 10.1　半山腰中的白马寺

三叠式的殿堂匍匐在凹凸不平的山壁之上，最高处顶檐飞翘，涂红描黑的屋檐连同金粉的装饰，夕阳之中整座庙宇金光闪烁。不是近看很难想象它是一座人造建筑，稍一恍惚就会感觉它是哪位神仙陶醉之时在山巅铺展开的一大幅画卷。

拾级蜿蜒而上，阶梯或高或低，或陡直或回转，气喘吁吁地爬到庙门前。山野空旷，寂静周边，情奔意涌，天近人远。

没有导游渲染，没有游客流连。白马寺静静地悬挂在半空，寺庙不大，长度不足百米，宽窄不足十米。至于为什么被命名为"白马寺"，据传是当年第三世达赖曾途经此地，坐骑白马不幸死去，遂塑白马雕像并于此建寺，但是如今寺中并没有白马雕像的踪迹可寻。

登山临近，没有陆地上常见的那种高大的庙门楼阁。寺庙明显被分隔成东西两个院子，左边是喇嘛平日里居住的僧舍，朴实无华的几间小屋，由屋前的4根原木柱子支撑着，设施简陋，几乎没有装饰，如普通民居。

房子的尽头贴着崖壁，凿出了一排长长高高的台阶，通向远方的崖顶，那里是传说中的石窟。不知从哪个年代开始，崖顶的土山已经开始有了坍塌，所以顶端的楼梯被封闭，不许游人攀爬。

悬空险境，土山随时可能崩塌，我据此判断，实在是担心数年以后这座白马寺就可能灰飞寺灭、不复存在了。

穿着红色袈裟的喇嘛，兢兢业业地守候在这里。窄窄的院子里养着3只犬：白色的中型犬自在地卧在路旁，身披厚厚的长毛，看似温顺地晒着太阳，一旦有人穿行，它的两只眼睛立刻警觉地目视着过客，静寂寂地不声不响，摆出神圣不可侵犯的模样。笼子里关着的是2只黑色藏獒，它们虎视眈眈地在里面走来走去，雄赳赳、气昂昂，两只眼睛透着锐光，颈项部长长的鬃毛遮面挡耳，令人生疑的是为什么这2只"小狮子"归入了犬行？

右边有台阶穿过藏式庙门，先要经过供奉佛祖的殿堂，雕

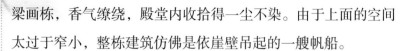

梁画栋，香气缭绕，殿堂内收拾得一尘不染。由于上面的空间太过于窄小，整栋建筑仿佛是依崖壁吊起的一艘帆船。

往里面走到了三层砖木结构的大经堂，各层之间的木楼梯窄小陡直，爬上一层就踩在了下一层的屋顶。尤其是再向上的一层，迈向最顶佛堂的梯阶180°弯转，直上直下地攀爬，我是手脚并用才能爬上去。

佛堂典型藏族风格的黑框窗户，黄金色的转经筒立于窄廊的两端，中间是镀金的神物——两只神兽对望着中间的金刚轮。转经筒终年滚动诵经，莲花香炉仙气缭绕。

从这里远望，平安县城尽收眼底，冬日里的大地，树木叶落枝枯，土砖垒砌的民宅闭门关院，袅袅的炊烟泄露出生机。

立直陡峭的山崖远处，湟河静静地在脚下干涸的土地上流淌，视野内可见它途中分成两股支流，中间圈划出一个小岛，恬静深长，宛如神秘仙境……

步入经堂，里面空间窄小，但四壁富丽堂皇，有白马奔驰的壁画，有观音菩萨塑像，伸手可触摸的几座镀金的佛祖雕像已经用玻璃罩保护着。长明的酥油灯和各色的哈达将这里烘托得静秘而神圣。

几位虔诚的朝拜者陆续地跪地叩头，口中默默地念念有词，随手在前面的小供桌上搁下小额纸币，双手合十，祈求心中的平安、和谐、幸福。

下山一半才看见刚刚介绍过的著名的"金刚雕像"。说是"金刚"，但塑像慈眉善目，平和安稳。丰满健壮的身躯，左手托钵、右手前伸，背后是崖壁险峰，目视前方的一马平川，谁都相信他会普降吉祥。

民和县号称是青海省的东大门，向东紧邻甘肃省。这里生息着一支独特的少数民族——土族，也是唯一生活在青海的一支少数民族。

土族有自己的语言，但是没有文字。生活习惯与汉族、回族不同，介于藏族、蒙古族习俗之间，只听周围人描述土族的习俗"哭嫁"是惊天地、泣鬼神，但没机会亲临赞赏。

餐厅里漂亮的姑娘围着红色头巾不停地穿梭忙碌，暗紫色斜领左衽衣不同于汉人的右侧开襟，据说这是少数民族服饰的风格。金黄色的纽襻中间绣着半个圆形的回字图案，头巾的四边也用金线钩出花边，上面点缀着银白色和银灰色的珍珠，包着一头秀发。姑娘则露出白皙的面庞和一双生动的双眸，甜美而平和（图 10.2）。

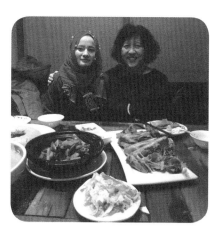

图 10.2　漂亮的餐厅服务员

最具特色的食物是这一坨圆圆的类似全麦面大馒头的"搅团"（图10.3），之所以被称为"搅团"，就因为它不是蒸出来的主食，而是将青稞粉下入开水锅中，用筷子搅匀，加盖煮会儿再加入开水搅拌，再加盖煮、揭锅加水搅拌，循环往复数次至其熟透起锅。食用时可挑出一块蘸蒜泥或青菜西红柿酱吃，也可以压成面条、面片放入浆水中吃，浆水是当地人用青菜发酵后制作的美食，酸酸香香，有助于解腻消化。

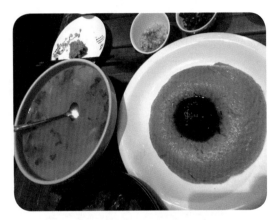

图10.3 搅团

这里羊肉品质是顶级的，可以什么调料都不放入，直接煮熟就足够美味，记住他们的口头语"吃肉不吃蒜，营养减一半"，一口羊肉一口生蒜，足够你回味几天的。

民和县人民医院成立于1959年，老院区在旧城城中心地带，老城特别拥挤。医院于2017年12月21日刚刚搬入新院区，新医院的大楼很气派，与常见的医院大楼不同的是，前后两栋十几层的大楼顶部都悬挂着醒目的大字标牌，只是后排上书"民和县人民医院",而前排大楼上面则是"一切为了人民的健康",连同大门口的标牌统统都是中英文双语的(图10.4),体现着以"爱心、仁术、情系人民"为宗旨的为人民健康服务的理念和目标。

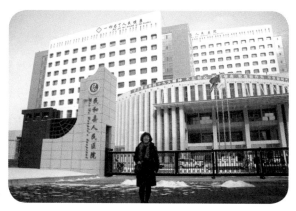

图 10.4　民和县医院

新城规划得很漂亮,诸多高大的楼宇完全跟大都市一样,只是没有什么工业基础。今天早晨下了大概有三寸厚的飞雪,外面一片白茫茫,很使人激动和兴奋。

医院的外观设计得比较新颖现代,进大门就是半弧形的门诊大厅,整个楼内宽宽敞敞,亮亮堂堂。即使是周末,患者也是络绎不绝。

后面的住院大楼被分成左右两区,即南区和北区,我们要去的心内科坐落在北区,南区是骨科。近些年医院才从大内科分出心内科、呼吸内科和消化内科等亚专科。

心内科共有 49 张病床,负责心内科的马主任是回族,

1991 年毕业于西北民族大学，一直在县医院工作，2008 年马主任去首都医科大学附属北京安贞医院进修 1 年，当时是公派出省学习心脏导管，可惜的是他学成回来以后酝酿了足足 10 年，由于老院区的条件不够，医院的导管室一直没有成立，所学的技能基本忘掉了。

10 年前时任青海省书记的强卫，为了提高青海省县级医院的医疗水平，当时曾经筹措了一大笔资金来资助县医院的医生到北京等大城市学习，食宿均有提供。借助这项支持，民和县医院目前的呼吸内科、消化内科主任和现在的心内科主任，都分别被送到首都医科大学附属北京安贞医院学习了 1 年，他们感觉非常有收获。目前在临床一线，他们都已经成为"领头羊"。

新楼落成之后，马主任最大的心愿是在心内科有更快的发展。目前他们正紧锣密鼓地筹措建立导管室，准备开展心脏病的介入治疗。县医院所处的西北地区心脏病患者比较多，所以未来更多的患者需要接受及时的介入治疗。

马主任的难处是没有人事权和没有财政权。现在马主任领导的心内科总共有 8 名医生，其中有 4 名是没有编制的，包括 3 名刚刚毕业的大学生；一名是近期从新疆转调过来，其执医注册地点仍然在新疆，所以目前在这儿只能作为实习医生，月薪只有 600 元人民币的收入，尽管她在新疆那边已经工作过 4~5 年，但是要想在青海省内行医就必须得继续参加执业医师考试，取得相应的证书。

科室里的其他医生都是毕业于青海大学医学院和甘肃中医

药大学中西医结合学院。民和县人民医院要想得到一名知名大学医学院毕业的学生是很困难的，主要有两方面的因素：一是待遇很低，二是编制名额不够。有能力、有素质的医生，不愿意在基层工作；另外，很多年轻医生在医院训练到有经验了以后，就会跳槽到其他更有吸引力的地方，甚至不惜千里去深圳、广东等沿海发达地区工作。

马主任特别坦率地说，他每个月基本上能挣到 7000 多元钱，但是其他高年资医生每个月就是 5000~6000 元，刚毕业的学生只有 1000 多元钱，最少的只有 600 元钱。600 元钱 1 个月是合同工的工资，他们没有编制，没有岗位，这叫实习岗位，他们大多数人是没有执业医师证，必须得参加考试，取得证书并等待机会，转正以后才能提高工资水平。

目前民和县人民医院与全国的各地医院一样也在做绩效考核，各项指标完成以后每个月基本上可以补贴 500 元钱，虽然同事之间都是平均分配，但是医生们是很在意和努力，毕竟这补贴就相当于奖金了。医生的值班费是每个月包 40 元钱，周六都需要上班，另外还有一点点补贴。

马主任觉得工作中最大的问题还是人手不够，年轻的医生留不下来，科室里的医生年龄最大的 50 岁，两名 40 多岁，所有人都得值班，还有一位医生专门出门诊。心内科还没有实力接收来自外面实习或轮转的住院医师或者是医学生。

马主任说他们也想要送年轻医生出去接受住院医师规范化培训，但是现在一名都没送出去过，因为现在需要送出去规培

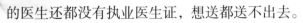

的医生还都没有执业医生证，想送都送不出去。

再有的难处就是现行的医保政策，患者所有的费用，报销比例大概为50%。实行单病种付费，人均费用3000元肯定不够，最近将人均费用提高到4000元和4500元。他们严格控制治疗费用，基本可以做到不超标。但是进口药物与合资药物不允许二级医院使用，所以心内科现在基本药物全都是国产药，有些患者确实需要进口药物或合资药物的话，他们也没有办法，医院不允许患者用医保额度外的钱购买药。

心内科偶尔连基本药物也保证不了，如地高辛，原来一支药几元钱，现在涨到50多元钱。抗生素更是严格限制，有的时候治疗了几天，中间突然就断药了。家庭条件好些的患者基本不在县医院看病、住院，而是会选择到西宁和兰州的大医院看病，医疗水平确实有差距。

对急性ST段抬高心肌梗死的患者，心脏导管做不了，转院也有各种各样的阻碍。他们现在溶栓还都只用尿激酶，400~500元钱的价位，患者和医生还可以接受；重组尿激酶原，他们医院也有药，但是因为它的价格在10000元钱以上，所以几乎没有用过。次均费用超标，药品超标以后医院会责罚，为此他们也在呼吁，对特殊患者特殊处理，或者不在考核范围之内，但是好像没有奏效。

这边也有民营医院，但是口碑不太好，患者也少，公立医院的诚信度还是比较高，老百姓认可这里，得了病就首先来县人民医院诊治。

Shi Yi

拾医

跟我到县医院查房

科室里收治的患者，主要还是晚期心衰、感染、肺心病、慢性支气管炎等。民和县的海拔 1800 米左右，高原性心脏病还是比较少。一旦有些认识的医生，患者们是"认和尚不认庙"，可能消化疾病、内分泌疾病、神经系统的脑血管病也都要住在心内科里，就找熟悉和信任的医生诊治。严格来讲，分科不是那么绝对。患者通常住得满满的，多数情况是加床，基本做到来患者从不拒绝。

他们现在还没有心内科监护室，只有两张床的抢救室，所以不能满足多数重症病患的监护，如果实在需要的话，也可以住医院的重症监护室（ICU）。

县医院的工作环境和条件虽然比不上大城市，医学信息的交流和学习机会也不如大城市便利和快捷，但是科室里面的各级医护人员的责任心和工作热情，都很打动我，他们真的是不会计较时间和精力的付出，也不在意付出是否与得到的报酬相符，踏踏实实地工作在患者的身边。

他们对心内科的教学查房非常感兴趣，对他们来说，这是一次难得的学习机会（图 10.5）。

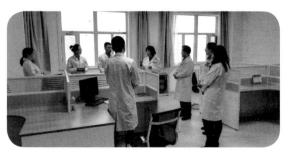

图 10.5　民和县医院查房

教学查房病历简介

患者男性，55 岁，是附近乡的一位农民，年轻时自认为身体一直健康。没有特殊家族病史。

7 年前，曾在海拔 3300 米高原铜矿井下工作 2 个月，后因胸闷、气短就诊并住院，被诊为"扩张性心肌病"，给予利尿、强心治疗后出院。此后患者反复发作胸闷、气急，活动耐量逐年下降，从能够爬坡耕地到走平路时间长了就需要停下来休息。近 2 年还出现间断的双下肢水肿，多次来县医院住院治疗，好转后回家，不能坚持规律服药及随诊。

患者近半年来病情逐渐加重，稍微活动即出现喘憋，1 个月前出现活动时阵发性心前区闷痛，持续约数分钟，休息后症状可缓解，伴心悸、气短，动则心悸、气短加重。

入院前 1 周，夜间时有憋醒，醒来要咳嗽一阵，咳出大量白色泡沫痰，下肢逐渐出现水肿，尿量减少。

入院前 2 天，开始夜间不能平卧入睡，平卧则胸闷、气短加重，乏力，伴有咳嗽加重。

患病以来患者神志清，精神欠佳，饮食差，睡眠一般，大便正常。

【查房的目的】 >>>>>>

1. 了解吸烟、饮酒的危害。

2. 掌握肺源性心脏病的发病诱因与临床表现。

3. 掌握酒精性心脏病的病理机制。

4. 熟悉肺源性心脏病的诊断标准。

5. 熟悉慢性呼吸衰竭的治疗。

【需要补充的病史】>>>>>>

追问患者吸烟 30 余年，量大，一天最少吸 2 包烟；饮酒
30 年，每日半斤左右白酒。经常咳嗽，尤其冬天时持续加重，
经常有个"感冒、发烧"的，吃点草药就扛过去了。

10 余年之前曾有外省医疗队"下乡扶贫"，看过医生说
可能有"肺气肿"，建议他戒烟、戒酒，但其本人因为平时无
不适症状就没太在意，并说："男人嘛，不喝酒、不吸烟还有
啥劲头？"。

患者生活当地海拔 2500 米，没有久居外地史。以种地务
农为主，家里的经济状况不太好。

没有糖尿病、高血压病史，不曾咯血，一弟二妹身体健康。
母亲患有"慢性气管炎，哮喘"。

【重点体检】>>>>>>

T：37℃，P：112 次 / 分，R：22 次 / 分，BP：130/80mmHg，
指脉氧 86%。

神清，半坐卧位。颜面部无浮肿，口唇发绀，颈静脉充盈，
肝颈静脉回流征阳性。桶状胸，肋间隙略有增宽。双侧呼吸动

度一致，触觉语颤减弱、对称。叩诊呈过清音。听诊双肺呼吸音粗，双肺底可闻及湿性啰音。心前区无隆起，心界扩大，心率112次/分，律齐，可闻及奔马律，P2亢进，心音略低钝，各瓣膜听诊区未闻及心脏杂音。腹平软，无压痛、反跳痛及肌紧张，肝肿大，肋下3厘米，质软，无压痛。双下肢可及凹陷性水肿。双侧足背动脉搏动对称无减弱。

【辅助检查】>>>>>>

1. 生化：白蛋白（ALB）43.1g/L，Na 129.2mmol/L，K 4.01mmol/L，Cl 89mmol/L；GLU 5.40mmol/L，谷丙转氨酶（ALT）37U/L，谷草转氨酶（AST）45U/L，谷酰转肽酶（GGT）223U/L，总胆红素（TBIL）13.53umol/L，直接胆红素（DBIL）4.37umol/L，间接胆红素 IBIL 9.16umol/L，尿酸 638umol/L。HDL-C 0.79mmol/L，LDL-C 3.52mmol/L，乳酸脱氢酶（LDH）267U/L，CK 36U/L，心肌肌钙蛋白 I（TnI）0.198ng/ml。

2. BNP：4574pg/ml。

3. 血常规：WBC 7.77×10^9/L，GR% 77.1%，HGB 122g/L，PLT 102×10^9/L，CRP 125mg/L。

4. 尿、粪常规：未见异常。胸部 CT：两肺纹理增多，心脏增大。

5. 心电图示（图 10.6）：窦性心动过速，心电轴右偏，顺钟向转位。Ptfv1=-0.04mm.s，右室肥大，不完全性右束支传导阻滞，伴 ST-T 改变。

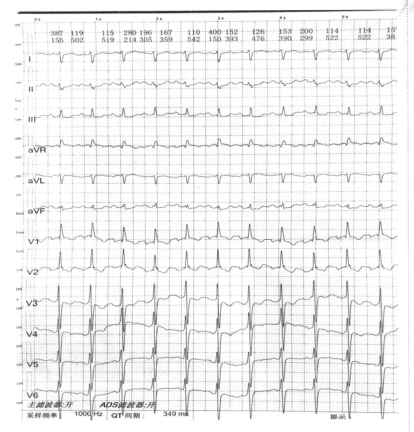

图 10.6　患者入院时心电图

5. 超声心动图：左房内径（LA）4.5cm，左室舒张期末径（EDD）7.12cm，EF 0.47，右房内径4.5cm，右室内径（RV）3.73cm。室间隔基底段1.32cm，右室壁1.2cm，左室后壁1.2cm，左室整体室壁运动减弱。二尖瓣前叶瓣尖对合欠佳，余瓣膜无异常，肺动脉内径正常。房室间隔回声连续。彩色多普勒：三尖瓣中度反流流束，二尖瓣、肺动脉瓣轻度反流流束。估测肺

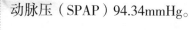

动脉压（SPAP）94.34mmHg。

6. 胸片（图 10.7）：胸片正位：双肺纹理增粗，双侧肺门影增大，右下肺动脉增宽，心影增大，右心弧度延长并向右膨隆，心尖圆钝。双膈未见异常。

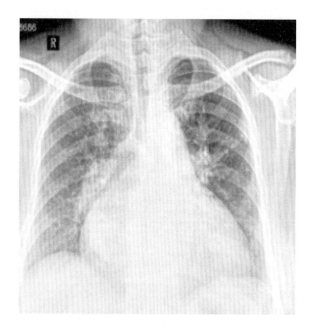

图 10.7　患者的正位胸片

7. 冠状动脉造影结果显示（图 10.8）：①冠脉分布呈右优势型；②左、右冠状动脉开口、起源、分布正常。未见血管狭窄，前向血流 TIMI3 级。

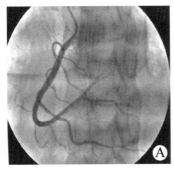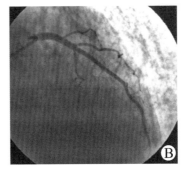

图 10.8 冠状动脉造影：图 A 右冠状动脉血流通畅；

图 B 左冠状动脉血流通畅

8.动脉血气分析（吸氧）：pH 7.441，PCO_2 52.90mmHg，PO_2 81mmHg，HCO_3^- 35.20mmol/L，SBC 32.10mmol/L，tCO_2 36.90mmol/L，ABE 9.40mmol/L，SBE 11.10mmol/L。

【诊断】>>>>>>

◆ 慢性心功能不全急性加重。

肺源性心脏病？

酒精性心肌病？

◆ 高尿酸血症。

【诊断依据】>>>>>>

该患者有逐渐加重的呼吸困难、双下肢水肿及不能平卧等症状，口唇发绀，颈静脉充盈，肝颈静脉回流征阳性。双肺底可闻及湿性啰音，心界扩大，心脏听诊可闻及奔马律，临床上符合全心衰诊断，但就病因而言，考虑有以下两种可能：

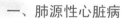

一、肺源性心脏病

1. 病史：有慢性气管炎，肺气肿病史。吸烟量大，冬季咳嗽、咳痰，进行性呼吸困难。

2. 体格检查：指脉氧降低。肺气肿体征：桶状胸，肋间隙略有增宽。双侧触觉语颤减弱，叩诊呈过清音。P2亢进提示存在肺动脉高压。

3. 辅助检查：

（1）胸片：具备以下①～④项中的1项可以提示，2项以上可以诊断，具有第⑤项可即刻诊断。

①右肺下动脉干扩张，横径≥15mm；右肺下动脉横径与气管横径比值≥1.07；动态比较右肺下动脉干增宽2mm以上。

②肺动脉段中度凸出或其高度≥3mm。

③中心动脉扩张和外周分枝纤细形成鲜明对比。

④圆锥部明显凸出（右前斜位45°）或锥高≥7mm。

⑤右心室增大。

该患者第⑤项符合可以即刻诊断。

（2）心电图：具有1项主要条件诊断即可。2项次要条件为可疑肺心病的心电图表现。

主要条件：

①额面平均电轴≥+90°。

②V_1导联R/S≥1。

③重度顺钟向转位（V5导联R/S≤1）。

④ $RV_1 + SV_5 > 1.05mV$。

⑤ aVR 导联 R/S 或 R/Q ≥ 1。

⑥ $V_1 \sim V_3$ 导联呈 Qs、qr、Qr（除外心肌梗死）。

⑦肺型 P 波：a：P 电压 ≥ 0.22mV；或 b：电压 ≥ 0.2mV，呈尖峰型，结合 P 电轴 > +80°；或 c：当肢体导联低电压时，P 电压 > 1/2R 波，呈尖峰型，结合电轴 > +80°。

次要条件：

①可有肢体导联低电压。

②右束支传导阻滞（完全性或不完全性）。

该患者的心电图基本符合肺心病的标准（除外第⑥项），反之也提示心电图检查的合理性。

（3）超声心动图：凡有胸肺疾病的患者，具有以下 2 条者（其中必具 1 条主要条件）均可以诊断肺心病。

主要条件：

①右心室流出道内径 ≥ 30mm。

②右心室内径 ≥ 20mm。

③右心室前壁的厚度 ≥ 5.0mm 或前壁搏动幅度增强。

④左 / 右心室内径比值 < 2。

⑤右肺动脉内径 ≥ 18mm，或肺动脉干内径 ≥ 20mm。

⑥右心室流出道 / 左心房内径比值 > 1.4。

⑦肺动脉瓣曲线出现肺动脉高压征象。

次要条件：

①室间隔厚度 ≥ 12mm，搏幅 < 5mm 或呈矛盾运动征象。

福可双至，祸不单行，美酒令人陶醉也让心脏受累……

②右心房增大，直径≥ 25mm。

③三尖瓣前叶曲线 DE、EF 速度增快，E 峰呈尖高型，或有 AC 间期延长。

④二尖瓣前叶曲线幅度低，CE < 18mm，CD 段上升缓慢、延长、呈水平位或有 EF 下降速度减慢< 90mm/s。

该患者超声心动图表现可见右心扩大及肺动脉高压表现，支持肺心病诊断。

二、酒精性心肌病

本例患者饮酒 30 年，每日半斤白酒，足以能够引起酒精性心肌病。但是该病的诊断目前还是排他性诊断为主，这就是说首先要除外其他常见的引发左心扩大的疾病，如心脏瓣膜病、高血压及冠心病。

患者否认高血压史，入院后多次测量血压不高；心脏彩超未见心脏瓣膜的损害，甚至做了冠状动脉造影未见有冠状动脉狭窄表现。

虽然患者确实有"肺心病"存在，但此次入院表现以左心功能不全为主，左房左室扩大明显，不能用"肺心病"解释，还是应该考虑酒精性心肌病的诊断。

【危险分层评估】>>>>>>

影响该患者预后的两大问题是：

1. 心功能评估：

心衰患者的预后评估涉及多个参数，以往所做过的询证研究提示：左室射血分数（LVEF）下降，BNP持续升高，纽约心功能分级（NYHA）差，低钠血症，血常规检查中的红细胞压积降低，心电图QRS增宽，慢性低血压，静息心跳快，肝、肾功能不全等患者的预后不良。

本例患者的左室射血分数EF下降，BNP升高，NYHA IV级，Na 129.2mmol/L，低于血清钠的正常范围参考值135~145mmol/L。心率增快，故预后较差。

2.肺功能：

患者是在吸氧条件下行血气分析检查，符合$PaCO_2 >$ 50mmHg，$PaO_2 > $60mmHg是诊断吸氧条件下II型呼吸衰竭的标准，这类患者往往反复发作，通过治疗一般能够从事轻中度工作，在代偿期可以常规进行日常生活，一旦出现如受寒、劳累、呼吸道感染、房颤等诱因，他们就会变成慢性呼吸衰竭的急性发作，最终预后不良。

【讨论】>>>>>>

问题1　心电图诊断中的$PTFV_1$负值增大是什么意思？

答：心电图V_1导联P波终末电势（$PTFV_1$）又称Morris指数，指在窦性心律时，测量V_1导联P波负向部分的振幅（mm）和时间（s）的乘积，即为$PTFV_1$值。由于测量的是负向波故以负值表示，它的单位标记为–mm·s。通常认为这个数值$\leq$ –0.03mm·s时表示$PTFV_1$负值增大。

$PTFV_1$负值增大的原因通常被认为是左房肥大的标志，

左房除极时间延长导致 P 向量环比正常心脏更指向左后偏上，使得投影在 V_1 导联的 P 波终末负向部分振幅增深和时间增宽。

本例患者比较特殊，我们考虑是以肺心病诊断为主，肺心病的心脏结构改变是右房、右室扩大为特征，为什么他的 $PTFV_1$ 负值增大呢？这时我们要考量两个主要问题：

1. 患者有长期大量饮酒史，不能除外酒精性心肌病对心脏造成的影响，使左心扩大，包括左心房。超声心动图确实可见左室间隔肥厚及左室后壁的增厚，提示患者存在有左心的损害。

2. 患者肺心病诊断成立，超声心动图提示右心扩大及右心负荷增加，这时的右房肥大也能够引起的房间束传导时间延长，致 $PTFV_1$ 负值增大。

临床上我们应该以一元论解释患者的病情和临床表现，但具体到个体确实有时很难用单一因素来解释所有的疑惑。就患者心电图的 $PTFV_1$ 负值增大而言，结合患者的心脏彩超表现，我们考虑更多的是肺心病的右心扩大所致。

$PTFV_1$ 负值增大除上述原因外，还可见于急性左心衰竭，本例患者恰恰是因左心功能不全导致出现呼吸困难而就诊，左室射血分数减低，BNP 升高，能够诊断急性左心衰。

观察 $PTFV_1$ 负值增大的动态变化对临床也有特别的指导意义，要警惕潜在的左心房压力增高的情形，包括射血分数保留的（舒张性心衰）心力衰竭。所以这个指标可以是心力衰竭的早期征象，能够用作隐性左心衰的诊断指标和判定其转归的依据，PTFV$_1$负值越大，预后越差。

问题 2　吸烟对人体的心脏、动脉和肺组织都造成了哪些影响和危害？

答：烟草中的有害物质多达几十种，其中的两大主要成分能够对人体的心脏、肺组织和动脉造成极大的伤害，一是尼古丁；二是一氧化碳。

大家通晓的尼古丁能使心跳加快，血压升高。

香烟燃烧产生的一氧化碳，能够促使动脉粥样化生成、累积及粥样斑块的破裂。同时由于一氧化碳与血红蛋白亲和力约比氧大 250 倍，血液中一氧化碳增多就意味着竞争性的血红蛋白运输氧的能力减低，流向全身的血液含氧不足，造成靶器官缺氧。对冠心病患者而言可诱发心绞痛或心肌梗死，甚至导致心脏性猝死。

近年来，国内外均有很多关于吸烟与冠心病的关系的研究报道，这些询证证据已经确定吸烟就是冠心病发病的独立危险因素，它与高血压、糖尿病、高胆固醇血症、肥胖、年龄、家族史构成了心血管疾病的"著名"七大危险因素。

以往的研究统计结果提示：吸烟者比不吸烟的人冠心病的病死率升高 70%，发现起始吸烟年龄越小，吸烟的数量越多，年限越长，烟雾被吸入得越深长，患冠心病的危险性越大，死亡风险也越高。

所以我们要告诫患者，戒烟可以减低 40% 的冠心病相对

福可双至，祸不单行，美酒令人陶醉也让心脏受累……

风险，这比任何一种药物都能更有效地减少心血管疾病的发生率。

在一部分接受肺部手术的吸烟患者中，能看到他们的肺组织不像正常人那样呈现出灰白色，而是暗黑色，这让我们很容易联想到家里炉灶上面的排烟管道。

长期吸入烟草中的焦油、粉尘颗粒，导致支气管内毛刷样排列整齐的纤毛细胞坏死，没有了这些纤毛的摆动，这些微尘鱼贯进入肺内沉积驻扎，刺激支气管表面腺体增生，患者必然表现出咳、痰、喘。

据统计，有80%~90%的慢性阻塞性肺疾病患者曾经吸烟。更麻烦的是，部分患者出现肺间质纤维化，预后非常差。对于本例患者，应该对其肺功能做进一步的检查，要告知患者他的目前心肺功能状况。劝导其戒烟。

问题3　饮酒对人体是有益还是有害？酒精为什么会造成心肌损害？

答：在多个国家的心血管病危险因素防控指南中都有关于酒精摄入的建议，以往确实有一些研究提示每日少量饮酒对人体无害，尤其少量红酒可能还对心血管有保护作用，所以指南中对饮酒的描述是限量饮用，每日饮酒量限制：白酒＜50ml（1两），葡萄酒＜200ml，啤酒＜500ml。

更严格准确地衡量限制饮酒的量是每日酒精摄入量：男性＜25克［纯酒精量（g）＝饮酒量（ml）× 酒精度数（%）×0.8］。

但长期、大量饮酒，会促进心肌变性而导致心脏扩大，形成继发性心肌病，即酒精性心肌病。以往有基础研究发现酒精性心肌病的病理改变没有特异性，电镜下可以看到心肌细胞肿胀，心肌脂肪小滴及糖原过多，肌浆网排列紊乱。

心脏发生不同程度的心肌纤维溶解坏死，细胞内大空泡变性及间质纤维化，最终导致心肌收缩功能下降。患者就会出现心功能不全征象和心力衰竭的临床症状。

具体到每个人饮酒多少，多长时间就会发生心肌病，目前是没有确切数据的，目前将长期大量饮酒通常定义为饮酒＞5年，摄入酒精不低于80g/天或每日酒精摄入量占总热量的25%以上。根据这个标准，本例患者饮酒30年，每日半斤白酒，足以能够引起酒精性心肌病。

问题4 酒精性心肌病患者有哪些临床表现？治疗效果如何？

答：酒精性心肌病的患者根据病损程度表现出不同的症状，主要是心功能不全、心力衰竭，高血压、心律失常和伴有的神经、精神情志改变。

1. 心脏功能：酒精性心肌病患者早期由于代偿功能良好，可以保持心脏的正常收缩和舒张，一旦失代偿主要表现出心脏扩大，发生左心、右心或全心心力衰竭，通常需要与"扩张性心肌病"相鉴别。

2. 血压：酒精性心肌病患者的血压变化因人而异，一部分合并高血压患者饮酒后有血压短时间内下降，这些人多数自称喝酒可以降低血压，这不过是酒精对外周血管短时刺激扩张的结果，过后一段时间血压又会明显升高。

多数人长期饮酒能引发高血压，这些人往往表现以舒张压升高为主，高血压又进一步损伤心肌，加重心功能不全。

3. 心绞痛：各类酒中，尤其是高度白酒含有乙醇、乙醛，这些物质通过刺激肾上腺受体，释放儿茶酚胺等神经递质，可以引发冠状动脉痉挛，使患者出现心绞痛。这些人的冠状动脉造影往往显示出冠状动脉很通畅，但粗大的冠状动脉收缩及舒张功能不良。

4. 心律失常：酒精性心肌病的患者往往在出现心功能不全之前，就先表现出心悸、心慌和心跳不规律，严重者甚至发生室颤，导致猝死。

酒精性心肌病患者的心律失常多于周末或者节假日大量饮酒后出现，有人形象地称之为"假日心脏综合征"。

患者的心电图表现各异：从最常见的左心室肥厚伴劳损、房性期前收缩、室性期前收缩，窦性或房性心动过速、心房颤动、心房扑动，房室及室内传导阻滞直至室性心动过速、室颤。心脏扩大以后更会出现各种各样的心律失常，甚至表现出没有定位特点的病理性 Q 波。

5. 神经、精神、情志：慢性酒精中毒干扰体内的代谢过程，可以导致多种代谢产物的生成增多或减少。

（1）当硫胺缺乏时临床表现出一种突然发作的神经系统功能障碍，患者会出现眼外肌麻痹、精神异常及共济失调等三组特征性症状，也称为韦尼克脑病（Wernicke's encephalopathy，WE）。

本例患者体检时要注意到有无上睑下垂、瞳孔光反射、眼球震颤，必要时可以请眼科会诊，观察有无视盘水肿、视网膜出血等情况。

（2）精神异常：患者可能出现注意力、记忆力和定向力障碍，严重者嗜睡、意识模糊，甚至昏迷。

（3）情志改变：长期嗜酒，患者表现出易激惹、情感淡漠、精神涣散，甚至痴呆。

6. 营养不良：事实上部分患者长期大量饮酒以后，很少摄入主食、蔬菜和水果，造成膳食的严重不平衡，尤其是维生素B族缺乏症。部分患者还会发生酒精性肝损害和胰腺损害，临床合并肝硬化及糖尿病。

7. 与药物之间的关系：一旦患者出现各系统疾病的临床症状之后，都会开始服用相关的药物，酒精与药物代谢之间的关系密切，能够影响药物的疗效和药物不良反应的发生，如酒精有抗凝作用，故嗜酒的冠心病患者一定慎用抗凝剂。

戒酒能够明显改变酒精性心肌病患者的预后，换句话说，酒精性心肌病与扩张性心肌病鉴别的最重要的一点是前者的预后好。

一般情况下戒酒并治疗 4~8 周后，心力衰竭等病情能够明显好转，扩大的心脏缩小，复查超声心动图可以看到 EF 值增加。

患者若再次饮酒，则病情加重。所以早期诊断和戒酒至关重要，是决定患者预后的关键所在。

问题 5　如何诊断肺源性心脏病？发病诱因有哪些？

答：所谓"肺源性心脏病"（简称"肺心病"）字面上就可以看到心脏的损害是由于肺组织病变（或）和肺功能受损所导致。肺组织包括胸廓、支气管、肺泡、肺血管和肺间质等结构。一旦这些组织发生病变，造成肺血管阻力增加，肺动脉压增高，引发"肺心病"，表现出以右心扩张、肥厚为主的心脏损害，伴有或不伴有右心衰竭的心脏病。

肺心病患者通常要具有慢性呼吸系统疾病病史，如慢性支气管炎、阻塞性肺气肿、哮喘、肺栓塞、肺结核、支气管扩张和胸廓疾病等。

发病的诱因包括感染、劳累、受凉、过敏及快速房颤等。

诊断肺心病还是从病史、体检和辅助检查 3 个方面入手：

1. 症状：有咳嗽，咳痰，进行性呼吸困难、腹胀、双下肢水肿等右心功能不全等临床表现。

2. 体检：有肺气肿和肺动脉高压体征。

3. 辅助检查：根据 2014 版中国《慢性肺源性心脏病中医诊疗指南》建议：胸片、心电图检查要有一项符合诊断标准。超声心动图检查对该病的诊断具有重要意义。

如前面一再提到的很多患者最早开始出现咳嗽、气短时并不在意，反复的气管炎发作，慢慢发展到出现双下肢水肿，甚至夜间不能平卧以后才来就诊住院，其实这时候的心脏损害主要是长期的肺部疾病所致，因此临床对肺心病的治疗也多是针对原发病，也就是所谓的"治肺不治心"。

问题 6　心力衰竭患者的心率该如何管理？合并肺功能异常时如何选择用药？

答：心力衰竭患者大多数会出现心率增快，导致心率增快的原因主要是交感神经的过度激活，心脏去甲肾上腺素合成增多，通过与 β 受体结合，刺激心肌收缩，心脏电传导增速，引发心跳增快，通常心率超过 80~85 次／分认为是静息心率过高。

心力衰竭时神经激素的激活，包括交感神经系统和肾素 – 血管紧张素 – 醛固酮系统，后者通过血管紧张素 Ⅱ 的作用，不仅对血流动力学有不良作用，对心肌也有直接毒性作用，长期、慢性刺激促进心肌重构，引起心室结构、功能的变化，发生心脏收缩功能和舒张功能低下，引发和恶化心力衰竭。

20 世纪 90 年代以后逐渐明确了心衰发生发展的基本机制，药物治疗观点也由过去的"强心 – 利尿 – 扩血管"转变为以神经内分泌抑制剂如 β 受体阻滞剂、血管紧张素转换酶或血管紧张素 Ⅱ 受体拮抗剂为主，尤其对心率的管理格外重视。

心率增快一方面增加心脏的耗氧；另一方面促进心肌凋亡，不利于心室重塑导致心衰加重。大多数研究都显示静息心率增快时心血管疾病和全因死亡率增加，心率增加 5 次／分心血管事件风险增高 6%。

美国的一项研究记录 9190 例高血压患者心率并分析与心血管死亡率的关系，平均随访（4.8±0.9）年，相较于心率 < 84 次 / 分，心率 ≥ 84 次 / 分的高血压患者的心血管死亡风险增加 89%，全因死亡风险增加 97%。

β 受体阻滞剂在心衰的患者治疗中非常重要，特别是对心率增快的患者不可或缺，此类患者应尽早在血管紧张素转换酶或血管紧张素 Ⅱ 受体拮抗剂和利尿剂的基础上加用 β 受体阻滞剂。

心力衰竭患者使用 β 受体阻滞剂需要"滴定"疗法，即开始应用时应小剂量，如口服倍他乐克 6.25mg，每天 2 次；比索洛尔 1.25mg，每天 1 次；卡维地洛 3.125mg，每天 2 次。如患者能耐受可以逐渐增加剂量，直到达到目标剂量后（心率不低于 55 次 / 分，收缩压不低于 100mmHg）继续维持治疗。

本例患者比较特殊，合并有慢性阻塞性肺疾病。当患者合并有肺部疾病时心率管理比较棘手。β 受体阻滞剂能够增加气道阻力，诱发支气管痉挛，这种作用主要是以阻断 $β_2$ 受体为主，支气管哮喘患者要禁用 β 受体阻滞剂。

对该患者而言，慢性阻塞性肺疾病虽然不是 β 受体阻滞剂的禁忌证，但应该使用选择性的 $β_1$ 受体阻滞剂，同时观察患者的临床表现，一旦有气道高反应需要减量或停药。

当心率增快的心衰患者确实不耐受 β 受体阻滞剂时，可以有另外两种选择：

1.患者为窦性心律：目前国内外指南推荐使用伊伐布雷定，该药物是窦房结 If 电流选择特异性抑制剂，能够控制窦房结内的自发舒张去极化，从而减慢心率，由于不影响心电活动的心脏内传导、心肌收缩或心室复极化，故对于心力衰竭的患者没有负性肌力作用，有助于获得降低心率的效果。

SHIFT 研究显示，对收缩性心力衰竭窦性心律及心率 70次 / 分以上的患者，降低心率 10 次 / 分可以使心血管原因的死亡和心衰恶化住院的相对风险降低 18%。

2.患者为房颤心律：建议选用洋地黄类药物，无论是静脉用毛花苷 C 还是口服地高辛，都可以使房颤心室率下降，需要注意的是，用药期间注意电解质的情况，低钾血症时容易发生洋地黄中毒，尤其心衰患者同时应用利尿剂时。

值得注意的是，肺心病患者发生心力衰竭时使用洋地黄类药物应持慎重态度，因为肺心病缺氧时对洋地黄类药物的敏感性增高，容易导致中毒，出现心律失常，甚至猝死。一般需要控制感染后，呼吸功能已有改善时考虑使用洋地黄类药物。用药原则是选用常规剂量的 1/3~1/2。

问题 7　该患者容量负荷的调整策略如何？

答：心力衰竭患者控制液体潴留，减轻容量超负荷，是缓解心衰症状的主要措施，是降低病死率、再住院率和提高生活质量的重要治疗手段之一。

患者发生心力衰竭时，心脏收缩功能下降导致心输出量降低，有效循环血容量减少；舒张功能下降导致中心静脉压和心室充盈压增高，机体发生代偿性液体潴留和再分布，继而表现出多个脏器的瘀血。

肺瘀血导致严重的呼吸困难和肺部感染；肝脏和消化道瘀血出现肝功能异常、食欲减退，不能保障各类药物的正常使用；肾瘀血使肾功能减退，不能保证药物的顺利排泄；外周瘀血导致下肢和低垂部位水肿。

反之，一味的利尿治疗，尤其对本例合并慢性阻塞性肺疾病的患者而言，过多的水分排出加之呼吸急促失水，也容易发生痰液黏稠不易排出、血液高凝状态及电解质紊乱，使其达到个体化的最佳容量平衡状态也是治疗中的关键环节。

容量负荷的调整策略应包括以下几个方面：

1. 评估容量状态

容量超负荷时患者有上述各器官瘀血的临床表现，左心功能不全导致肺循环瘀血，可以表现特征性的渐进性呼吸困难，从劳力时的呼吸困难到夜间阵发性呼吸困难到端坐呼吸。右心功能不全导致的体循环瘀血症状，如食欲减退、下肢水肿、腹胀等症状和体征。

除症状和体征外，相关的辅助检查有助于评估，如血液浓缩指标；胸部 X 线提示肺瘀血；监测中心静脉压（正常范围为 $5\sim12cmH_2O$）；漂浮导管测量肺毛细血管楔压（PCWP），PCWP $> 18mmHg$，提示肺瘀血。

2. 控制出入量

心力衰竭急性发作伴容量负荷过重时,限制钠摄入 $< 2g/$ 天,

轻度或稳定期时不主张严格限制钠摄入。

保持每天出入液体量负平衡500~800ml,体质量下降0.5~1kg,严重肺水肿者3~5天内负平衡可达1000~2000ml/天,甚至多至3000~5000ml/天。

3. 利尿剂

（1）襻利尿剂:肾功能受损的患者首选,有明显液体潴留的患者可以静脉应用,襻利尿剂的剂量与效应呈线性关系,剂量越大,利尿作用越强。

（2）噻嗪类利尿剂:具有降压作用,适用于肾功能正常的合并高血压的心衰患者。长期使用襻利尿剂发生利尿剂抵抗时,可以与之交替使用来增加利尿效果。

（3）保钾利尿剂:具有醛固酮受体拮抗剂作用的螺内酯,在以往的研究中显示:长期小剂量口服螺内酯可使心衰患者的病死率下降30%,猝死发生率下降29%,心衰恶化住院率降低35%。近年各国心衰指南对其推荐的级别不断上升,适合慢性心衰患者长期使用。

（4）血管加压素V_2受体拮抗剂（普坦类药物）:也称为排水利尿剂,它主要是阻断水的重吸收,适用于合并稀释性低钠血症的患者。

心力衰竭的患者需要指导出院后利尿剂的使用,通过自我监测体重的方法调整利尿剂的用量。如果体重3日内增加2公斤,应增加利尿剂剂量,反之可以适当减少利尿剂剂量。

福可双至,祸不单行,美酒令人陶醉也让心脏受累……

4.血液超滤

超滤花费较高，但能够可控地减低容量超负荷，排钠能力强于利尿剂，一般不引起电解质紊乱，还可以减轻神经内分泌激活，帮助恢复利尿剂疗效，有条件的患者可以适当选用。

【查房小结】>>>>>

临床诊断中通常我们强调"一元论"的思维方法，即患者就诊时可能有多个主述的症状和体征，仔细询问和分析后会发现其实所有的这些病情都是源自于某一种疾病的诊断，如肺炎可以表现出发热、咳嗽、咯血、胸痛、乏力，甚至晕厥……这时候也许我们的脑海中会浮现出"感冒？""结核？""肿瘤？""冠心病？""肺栓塞？"等一系列需要鉴别的诊断，最终结合相应的体格检查和必要的辅助检查基本是给出"肺炎"单一的主要诊断。

该患者用一元论不能对所有的症状和体征做出合理的解释，所以考虑是并行疾病，只不过有主有次，治疗原则也应该兼而有之。

该患者心电图有 ST-T 表现，通常想到的疾病就是冠心病和心肌缺血，行冠状动脉造影检查以后未见明显冠脉血管狭窄，再次提示心电图的 ST-T 改变是多种因素造成，冠状动脉狭窄引起的常常是动态改变。包括酒精性心肌病在内的心肌病变心电图也会表现出 ST 段压低，T 波倒置，尤其是 V_3 导联出现最深的倒置 T 波时，可能是心尖部肥厚所致。

酒精性心肌病是临床中很容易被漏诊的疾病，大多数饮酒者也不以为然，往往在发生心力衰竭以后才四处求医，这类患者的预后相对良好。戒酒是最重要的治疗内容之一，患者戒酒半年左右随访复查超声心动图，观察心脏结构改变，可见扩大的心脏有所恢复，心脏功能得到有效的维持。

患者肺心病的治疗，短期内的治疗效果很好，症状很快缓解，水肿消失，但心力衰竭患者出院 2~3 个月内病死率和再住院率高达 15% 和 30%，因为其肺动脉压明显升高，病情可能经常反复，要尽量避免呼吸道感染，必要时可注射流感疫苗。

患者出院后要嘱咐改善不良的生活方式，戒烟戒酒，坚持服药，定期随访。

福可双至，祸不单行，美酒令人陶醉也让心脏受累……

【诊治流程与思路】 >>>>>

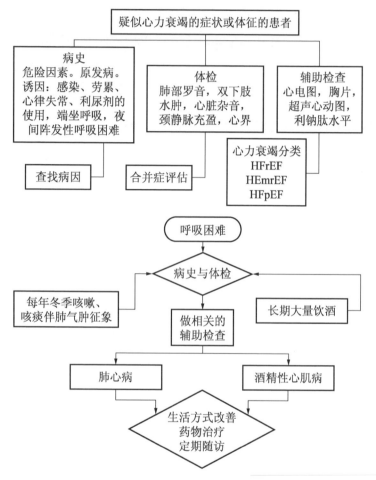

疑似心力衰竭的症状或体征的患者

病史
危险因素。原发病。
诱因：感染、劳累、
心律失常、利尿剂的
使用，端坐呼吸，夜
间阵发性呼吸困难

体检
肺部罗音，双下肢
水肿，心脏杂音，
颈静脉充盈，心界

辅助检查
心电图，胸片，
超声心动图，
利钠肽水平

查找病因

合并症评估

心力衰竭分类
HFrEF
HEmrEF
HFpEF

呼吸困难

病史与体检

每年冬季咳嗽、
咳痰伴肺气肿征象

做相关的
辅助检查

长期大量饮酒

肺心病

酒精性心肌病

生活方式改善
药物治疗
定期随访

• 浏览本章更多精美图片

请扫描二维码